脂質異常症編

100kcal 食品・食事交換表

誰でもかんたん治療食

都島基夫
山下光雄
[監修]

白井厚治
鈴木和枝
[編]

同文書院

この本の目的

都島　基夫

慶應義塾大学医学部・客員教授

　2006年の日本臨床栄養学会（会長都島基夫）・日本臨床栄養協会（会長山下光雄）第4回大連合大会の開催に際し，副題に山下氏が提唱する「食のユニバーサルデザイン」を掲げた。糖尿病食品交換表で親しんだ，栄養士の指導の規範80kcal＝1単位の考え方は，山下氏によれば，終戦後の食事事情に鑑み一時的に用いられ，現在に至った経緯がある。

　歴史的には日本では100kcal当たりで栄養を量る考え方が森林太郎（森鴎外，1894）にはじまり，1931年には国立栄養研究所から100kcal当たりの成分表が出された。1952年に慶應義塾大学の恩師，五島雄一郎，中村治雄によって100kcalでの食品中のコレステロール，脂肪酸含有量中心の交換表が出版された。世界的に通用するエネ

ルギー量や 100kcal ＝ 1 単位を用いる食のユニバーサルデザインは換算を必要としないので患者の受け入れが容易である。

　一方で，糖尿病関係や慣れ親しんでせっかく覚えこんだ 80kcal ＝ 1 単位を転換する栄養士関係からの反論や，肥満者が多くなった時勢での 100kcal 食表示への抵抗は強い。しかし，はじめて栄養教育を受ける一般の人には 100kcal ＝ 1 単位式指導の評判はよい。本書では「脂質異常症編」として，脂質異常症に関する必要栄養素基準の栄養指導法をめざす，白井厚治（東邦大学医療センター佐倉病院），鈴木和枝（東邦大学医療センター佐倉病院栄養部）の両氏に編集の労をとって頂いた。

編集委員一覧 (五十音順)

〈氏 名〉　　　　　　　　〈所 属〉

●医 師

氏名		所属
石田浩之		慶應義塾大学スポーツ医学研究センター
磯　博康		大阪大学大学院医学系研究科
白井厚治	◎	東邦大学医療センター佐倉病院
新村　健		慶應義塾大学病院
多田紀夫		東京慈恵会医科大学附属柏病院
都島基夫	○	医療法人積仁会理事長
寺本民生		帝京大学医学部附属病院

●栄養士

氏名		所属
有賀喜代子		東邦大学医療センター佐倉病院
荒木達夫		東京慈恵会医科大学附属病院
鈴木亜夕穂		千葉県立保健医療大学
鈴木和枝	◎	東邦大学医療センター佐倉病院
武　敏子		安田女子大学
橋詰　豊		株式会社ミールケア
古畑　公		和洋女子大学
辻道壽一		(同) モット・ウイン
中村丁次		神奈川県立保健福祉大学
仲森隆子		名古屋女子大学
野口孝則		帝塚山大学
山下光雄	○	慶應義塾大学病院
渡邊智子		千葉県立保健医療大学

◎編集委員　○企画・編集委員

もくじ

この本の目的‥‥‥‥‥‥‥‥‥‥‥‥‥‥‥‥‥‥ ii
編集委員一覧‥‥‥‥‥‥‥‥‥‥‥‥‥‥‥‥‥‥ iv
もくじ‥‥‥‥‥‥‥‥‥‥‥‥‥‥‥‥‥‥‥‥‥ v
食品索引‥‥‥‥‥‥‥‥‥‥‥‥‥‥‥‥‥‥‥‥ vii
本書の使い方‥‥‥‥‥‥‥‥‥‥‥‥‥‥‥‥‥‥ xxi
交換表の見方‥‥‥‥‥‥‥‥‥‥‥‥‥‥‥‥‥‥ xxii
なぜ100kcalなのか‥‥‥‥‥‥‥‥‥‥‥‥‥‥ xxv

Ⅰ章　お医者さんに聞いてみよう ‥‥‥‥ 1
1 脂質異常症と動脈硬化症‥‥‥‥‥‥‥‥‥‥ 2
2 粥状(アテローム性)動脈硬化はなぜ起こるのか?‥‥ 6
3 脂質異常症とは‥‥‥‥‥‥‥‥‥‥‥‥‥‥ 10
4 脂質異常症の食事療法‥‥‥‥‥‥‥‥‥‥‥ 36
5 Q&A‥‥‥‥‥‥‥‥‥‥‥‥‥‥‥‥‥‥ 43

Ⅱ章　栄養士さんに聞いてみよう ‥‥‥‥ 47
1 上手な治療食の実践方法‥‥‥‥‥‥‥‥‥‥ 48
2 脂質異常症改善と動脈硬化予防のための基本食‥‥ 50
3 食事療法のすすめ方‥‥‥‥‥‥‥‥‥‥‥‥ 60
4 酸化防止に役立つ栄養成分と食品‥‥‥‥‥‥ 61
5 脂質異常症改善を中心とした動脈硬化予防の食事例‥‥‥‥‥‥‥‥‥‥‥‥‥‥‥‥‥‥‥‥ 64
6 機能別食品分類表の見方‥‥‥‥‥‥‥‥‥‥ 76
7 外食・ファストフード‥‥‥‥‥‥‥‥‥‥‥ 80
8 付録‥‥‥‥‥‥‥‥‥‥‥‥‥‥‥‥‥‥‥ 81

Ⅲ章　100kcal食品・食事交換表 ‥‥‥‥ 83
100kcal食品交換表【主食】‥‥‥‥‥‥‥‥ 85
100kcal食品交換表【主菜】‥‥‥‥‥‥‥‥ 89
100kcal食品交換表【副菜】‥‥‥‥‥‥‥‥ 102
100kcal食品交換表【油脂類】‥‥‥‥‥‥‥ 115
100kcal食品交換表【アルコール】‥‥‥‥‥ 117
100kcal食品交換表【菓子】‥‥‥‥‥‥‥‥ 118
外食・食事交換表(100kcal栄養評価表)‥‥ 120

もくじ

　　ファストフード・食事交換表
　　（100kcal 栄養評価表）・・・・・・・・・・・・・・・・・・・・130

付録　1）食事の GL（100kcal 当たり）・・・・・135

付録　2）逆引き成分表（ベスト50）・・・・・・・・141
　水溶性食物繊維・・・・・・・・・・・・・・・・・・・・・・・・・・142
　不溶性食物繊維・・・・・・・・・・・・・・・・・・・・・・・・・・143
　n－3系脂肪酸・・・・・・・・・・・・・・・・・・・・・・・・・・・144
　n－6系脂肪酸・・・・・・・・・・・・・・・・・・・・・・・・・・・145
　マグネシウム・・・・・・・・・・・・・・・・・・・・・・・・・・・・146
　カリウム・・・・・・・・・・・・・・・・・・・・・・・・・・・・・・・・147
　鉄・・・・・・・・・・・・・・・・・・・・・・・・・・・・・・・・・・・・・・・148
　ビタミン E・・・・・・・・・・・・・・・・・・・・・・・・・・・・・・149
　ビタミン B_1・・・・・・・・・・・・・・・・・・・・・・・・・・・・150
　ビタミン B_2・・・・・・・・・・・・・・・・・・・・・・・・・・・・151
　ビタミン B_6・・・・・・・・・・・・・・・・・・・・・・・・・・・・152
　ビタミン B_{12}・・・・・・・・・・・・・・・・・・・・・・・・・・・153
　ビタミン C・・・・・・・・・・・・・・・・・・・・・・・・・・・・・・154
　カルシウム・・・・・・・・・・・・・・・・・・・・・・・・・・・・・・155
　ビタミン A・・・・・・・・・・・・・・・・・・・・・・・・・・・・・・156

付録　3）食品別トランス脂肪酸含有量・・・・157
　（100g 当たり，100kcal 当たり）

付録　4）コレステロールを多く含む食品・・・161
　（100kcal 当たり）

索引・・・165

食品索引

アルファベット
Wサウザン野菜バーガー 131
Wチーズバーガー 132
Wテリヤキバーガー 131
Wモスチーズバーガー 131
Wモスバーガー 131

あ
アーティチョーク・生 106
アーモンド・フライ・味付け 116
あいがも・肉・皮つき・生 100
アイスクリーム・高脂肪 114
アイスクリーム・普通脂肪 114
アイスミルク 114
あいなめ・生 93
あかいか・生 96
あかがい・生 96
赤たまねぎ・生 106
赤ワイン 117
あこうだい・生 93
あこうだい焼魚 128
あさり・缶詰・水煮 97
あさり・つくだ煮 97
あさり・生 96
あしたば・生 104
あじ開き干し焼魚 127
あじフライ 127
あじ焼魚 128
アスパラ・生 108
アスパラ・缶詰・水煮 109
アセロラ・10%果汁入り飲料 111
アップルパイ 118
厚焼きたまご 101
あなご・生 92
油揚げ 101
アボカド・生 111
あまえび・生 96
甘がき・生 110
あまだい・生 93
甘納豆・あずき 119
甘納豆・いんげんまめ 119
あゆ・天然・生 93
あゆ・天然・焼き 92

あゆ・養殖・生 92
あゆ・養殖・焼き 91
アルファ化米 86
あわ・精白粒 87
あわび・生 96
あん入り生八つ橋 119
あんこう・きも・生 95
あんこう・生 93
あんず・乾 112
あんずジャム・高糖度 112
あんずジャム・低糖度 112
あんパン 85

い
イーストドーナッツ 118
いいだこ・生 96
いか・缶詰・味付け 97
いか塩辛 97
イクラ 95
いさき・生 92
いしだい・生 92
いせえび・生 96
板こんにゃく・精粉 88
板こんにゃく・生いも 87
いちごアイス 134
いちごジャム・高糖度 112
いちごジャム・低糖度 112
いちご・生 111
いちじく・乾 112
いちじく・生 110
糸引き納豆 101
糸みつば・生 104
いとよりだい・生 93
いぼだい・生 92
今川焼 119
いもかりんとう 118
いよかん・砂じょう・生 110
いわし・缶詰・油漬 94
いわし・缶詰・かば焼 94
いわし焼魚 127
いわな・養殖・生 92
イングリッシュマフィン 86

vii

う

ウイスキー 117
ウエハース 118
ウオッカ 117
うこっけい卵・全卵・生 101
うずら卵・全卵・生 101
うずら卵・缶詰・水煮 101
うど・生 106
うど・水さらし 106
うどん 具が少ない 123
うどん 主菜の具が多い 123
うどんセットメニュー 121
うどん・生 87
うどん 副菜の具が多い 123
うどん・ゆで 86
うなぎ・かば焼 94
うなぎ・白焼き 91
うなぎ・養殖・生 91
うな丼・うな重 121
うな丼セット 121
うに・粒うに 97
梅酒 117
梅干し・塩漬 125
梅干し・調味漬 108
温州みかん薄皮とも・早生・生 110
温州みかん薄皮なし・早生・生 110
温州みかん・果粒入りジュース 111
温州みかん・缶詰・果肉 111
温州みかん・ストレートジュース 112
温州みかん・濃縮還元ジュース 112

え

衛生ボーロ 119
えい・生 93
エシャロット・生 106
えだまめ・生 108
えだまめ・冷凍 108
エダムチーズ 113
えび・さわらフライ 126
エビチリ 128
エビチリツイスター 133
エビチリライスセット 121
えび天 127
えびフィレオ 130
えびフライ 127
えびフライ定食 120
エメンタールチーズ 113

お

オイルスプレークラッカー 118
オートミール 86
おかひじき・生 104
沖縄そば・ゆで 86
沖縄豆腐 101
オクラ・生 104
おこし 119
お吸い物(うなぎきも, 麩, みつば) 129
お吸い物(豆腐, みつば, ねぎ) 129
お吸い物(わかめ, 麩) 129
オニオングラタンスープ 134
オニオンフライ 132
オニオンリング 134
おにぎり 85
お浸し(ほうれんそう) 125
お浸し(もやし) 125
オムライス 122
おもゆ・精白米 85
親子丼 121
オリーブピクルス・グリーン 112
オリーブピクルス・スタッフド 112
オリーブピクルス・ライプ 112
オリーブ油 115
オリジナルチキン 133
オリジナルツイスター 133
オレンジママレード・高糖度 112
オレンジママレード・低糖度 112

か

カーネルクリスピー 133
かいわれだいこん・生 105
かき・缶詰・くん製油漬 97
かきフライ 127
かき・養殖・生 96
加工乳・低脂肪 114
加工乳・濃厚 114

食品索引

かさご・生 93
カシューナッツ・フライ・味付け 116
カスタードプディング 118
カステラ 118
かずのこ・塩蔵・水戻し 95
かたくちいわし・生 91
かつお・秋獲り・生 92
かつお・缶詰・油漬フレーク 94
かつお・春獲り・生 93
かつカレーライス 122
かつ丼・うどんセット 120
かつ丼・かつ重 121
かつ煮 126
カッテージチーズ 114
加糖練乳 114
かにピラフ 122
かに風味かまぼこ 95
かぶ・塩漬・葉 106
かぶ・ぬか味噌漬 125
かぶ・ぬか味噌漬・根・皮つき 108
かぶ・ぬか味噌漬・葉 105
かぶ根・皮むき・生 106
かぶ葉・生 105
かぼちゃ・いり・味付け 116
かます・生 92
カマンベールチーズ 113
鴨南蛮うどん 123
唐揚げ 127
唐揚げ定食 120
からしな・生 105
からしめんたいこ 95
からふとししゃも・生干し・生 94
からふとます・塩ます 95
からふとます・生 92
カリフラワー・生 107
かりんとう・黒 118
カレーチャーハン 122
カレーライス 122
かわらせんべい 118
乾燥マッシュポテト 88
かんぱち・生 92
かんぴょう・乾 109

がんもどき 101

き

キウイフルーツ・生 110
きくいも・生 87
菊のり 109
きす・生 93
きすフライ 127
黄にら 108
絹ごし豆腐 101
きのこ釜飯 122
きはだまぐろ・生 93
きび・精白粒 87
キャビア・塩蔵品 95
きゃべつ・生 107
キャラメル 118
牛・缶詰・味付け 100
牛・肝臓・生（レバー）99
牛脂 115
牛・舌・生（タン）99
牛・小腸・生（ホソ）99
牛・心臓・生（ハツ）99
牛・第一胃・ゆで（ミノ）99
牛・大腸・生（テッチャン）99
牛・第二胃・ゆで（ハチノス）99
牛・第三胃・生（センマイ）100
牛・第四胃・ゆで（ギアラ）99
牛・直腸・生（テッポウ）99
牛丼（並）130
牛ひき肉・生 98
きゅうり・塩漬 108
きゅうり・しょうゆ漬 108
きゅうり・生 107
きゅうり・ぬか味噌漬 108, 125
きゅうり・ピクルス・スイート型 109
きょうな・塩漬 106
きょうな・生 104
強力粉・1等 87
強力粉・全粒粉 87
魚肉ソーセージ 95
魚肉ハム 95
切干しだいこん 109
切りみつば・生 104

キングクリップ・生 94
ぎんざけ・養殖・生 91
ぎんざけ・養殖・焼き 91
ぎんだら・生 91
ぎんだら焼魚 126
きんときにんじん・皮むき・生 104
きんめだい・生 92

く
クォーターパウンダー・チーズ 130
茎にんにく・生 104
くし団子・あん 119
くし団子・しょうゆ 119
くじら・さらしくじら 100
くじら・肉・赤肉・生 100
くずきり・乾 88
くずきり・ゆで 88
クリーム・植物性脂肪 113
クリームチーズ 113
クリーム・乳脂肪 113
クリーム・乳脂肪・植物性脂肪 113
クリームパン 85
グリーンサラダ 133
グリーンボール・生 107
くりまんじゅう 119
グリンピース・生 108
グリンピース・冷凍 107
くるまえび・養殖・生 96
くるみ・いり 116
グレープフルーツ・50%果汁入り飲料 111
グレープフルーツ薄皮なし・生・紅肉種 111
グレープフルーツ薄皮なし・生・白肉種 110
グレープフルーツ・缶詰 111
グレープフルーツ・ストレートジュース 112
グレープフルーツ・濃縮還元ジュース 112
クレソン・茎葉・生 105
くろだい・生 92
黒ビール 117

くろまぐろ・赤身・生 93
くろまぐろ・脂身・生 91
クロワッサン 85
くわい・生 106

け
ケーキドーナッツ 118
毛がに・ゆで 96
げっぺい 118
玄米 86
玄米フレークシェイク抹茶小豆 133

こ
こい・養殖・生 91
こういか・生 96
高野豆腐 101
ゴーダチーズ 113
コーヒーゼリー 119
コーヒーホワイトナー・液状・植物性脂肪 113
コーヒーホワイトナー・液状・乳脂肪・植物性脂肪 113
コーヒーホワイトナー・液状・乳脂肪 113
コールスローS 133
コーンサラダS 134
コーンスープ 133
コーンスナック 118
コーンフレーク 86
コカコーラ（M）131
ココナッツウォーター 112
ココナッツパウダー 116
ココナッツミルク 112
こごみ・若芽・生 105
コスレタス・生 107
コッペパン 86
こねぎ・生 104
このしろ・生 92
ごはん 121
ごはん（セットにつく）121
五分かゆ・精白米 85
ごぼう・生 106
ごま油 115

食品索引

ごま・いり 116
こまつな・生 105
小麦粉あられ 118
米ぬか油 116
五目釜飯 122
五目重 122
五目焼きそば 124
子持ちがれい・生 92
ごれんし・生 (スターフルーツ) 111
コロッケ 128
混合ソーセージ 100
コンビーフ・缶詰 100

さ
ザーサイ・漬物 108
サーモンサンド 133
サイドサラダ 131
サウザンアイランドドレッシング 116
サウザン野菜バーガー 132
魚フライ定食 120
さくらえび・素干し 97
さくらえび・煮干し 97
さくらんぼ・缶詰 111
さくらんぼ・国産・生 110
さくらんぼ・米国産・生 110
さけフライ 127
さざえ・生 96
刺身 128
刺身定食 121
さつま揚げ 95
さつまいも・生 87
さつまいも・蒸し切干 87
さつまいも・焼き 88
さといも・生 88
さといも・冷凍 88
サニーレタス・生 107
さば・缶詰・水煮 94
さば・缶詰・味噌煮 94
さば定食 120
さば煮 126
さば・開き干し 94
さば文化干し焼魚 127
さば焼魚 126

サフラワー油・高オレイン酸精製油 115
サフラワー油・高リノール酸精製油 115
サブレ 118
さやいんげん・若ざや・生 107
さやえんどう・若ざや・生 107
さより・生 93
サラダ (かぼちゃ, にんじん, ブロッコリー) 124
サラダ (きゃべつ, にんじん, レタス) 124
サラダ (ごぼう, にんじん, れんこん) 124
サラダ (チーズ) 124
サラダな・生 105
サラダマリネマフィン 130
ざるそば (天ざる) 123
さわら・生 92
さわら・焼き 92
サンデーストロベリー 131
サンデーチョコレート 131
さんとうさい・塩漬 105
さんとうさい・生 104
さんま・缶詰・味付け 94
さんま・生 91
さんま・開き干し 94
さんま開き干し焼魚 126
さんま・焼き 91
さんま焼魚 126
さんま焼魚定食 120

し
シイクワシャー・10%果汁入り飲料 111
シーフードピラフ 122
しいら・生 93
塩押しだいこん漬 125
塩ざけ焼魚 127
塩さば 94
塩だら 95
ししとうがらし・生 107
しじみ・生 96

しそ・葉・生 104
しそ・実・生 104
したびらめ・生 93
しなちく・塩抜き 109
じねんじょ・生 87
渋抜きがき・生 110
しめさば 94
じゃがいも・生 88
しゃこ・ゆで 96
ジャムパン 85
シャーベット 114
シュークリーム 118
ジューシーチキン赤とうがらし 130
充てん豆腐 101
熟成たまり醤油チキン 133
しゅんぎく・生 105
じゅんさい・びん詰・水煮 109
しょうが・甘酢漬 108
しょうが・酢漬 108,125
しょうが・生 106
しょうが焼き（牛）126
しょうが焼き定食 120
しょうが焼き（豚）126
紹興酒 117
しょうちゅう・乙類 117
しょうちゅう・甲類 117
上ちらし 122
ショートケーキ 118
ショートニング 115
食パン 85
ショルダーハム 100
ショルダーベーコン 100
しらうお・生 93
しらこ 96
しらす和え 125
しらす干し・半乾燥品 95
しらたき 88
シルバー・生 92
しろうり・塩漬 108
しろうり・奈良漬 109
しろさけ・塩ざけ 94
白ワイン 117

ジン 117

す
スイートコーンカーネル・冷凍 107
スイートコーン・缶詰・クリームスタイル 109
スイートコーン・缶詰・ホールカーネルスタイル 109
スイートコーン・生 107
スイートコーン・ホール・冷凍 107
すいか・いり・味付け 116
すいか・生・赤肉種 110
スープ 128
すぐき漬 108
すけとうだら・生 94
すじこ 95
すずき・生 92
すだち・果皮・生 111
ズッキーニ・果実・生 107
スティックチキン 132
スナップえんどう・若ざや・生 107
スパイシーモスバーガー 132
スパゲティ ナポリタン 124
スパゲティ ボンゴレ 124
スパゲティ ミートソース 124
酢豚 127
スポンジケーキ 118
酢飯 121
するめいか・生 96
ずわいがに・缶詰・水煮 97
ずわいがに・ゆで 96

せ
成形ポテトチップス 118
清酒・吟醸酒 117
清酒・純米吟醸酒 117
清酒・純米酒 117
清酒・上撰 117
清酒・本醸造酒 117
生乳・ジャージー種 113
生乳・ホルスタイン種 113
精白米 86
西洋かぼちゃ・生 104
西洋かぼちゃ・冷凍 104

食品索引

西洋なし・缶詰 111
西洋なし・生 110
赤飯 85
セットのカレーライス 122
セミドライソーセージ 100
せり・生 105
セロリー・葉柄・生 107
全かゆ・精白米 85
全粉乳 114
ぜんまい・生 107
ぜんまい・ゆで 107
全卵・生 101
全卵・ポーチドエッグ 101

そ
そうめんかぼちゃ・生 106
そうめん・ひやむぎ・乾 87
そうめん・ひやむぎ・ゆで 86
ソース焼きそば 124
ソーセージエッグマフィン 130
ソーダクラッカー 118
即席中華めん・油揚げ 86
即席中華めん・油揚げ味付け 87
即席中華めん・非油揚げ 87
そば粉・中層粉 87
そば・ごはん定食 120
そば・生 87
そば・ゆで 86
ソフトクリーム 114
ソフトタイプマーガリン 116
ソフトビスケット 118
そらまめ・生 108

た
タアサイ・生 105
だいこん・たくあん漬 125
だいこん・ぬか味噌漬 108, 125
だいこん根・皮むき・生 106
だいこん葉・生 104
だいこん・福神漬 109
だいこん・べったら漬 108
だいこん・味噌漬 108
だいこん・守口漬 109
たいさい・塩漬 106

たいさい・生 104
大正えび・生 97
大豆油 115
だいずもやし・生 108
たいせいようあじ・生 92
たいせいようさけ・養殖・生 91
たいせいようさけ・養殖・焼き 91
たいせいようさば・生 91
大福もち 119
たかな漬 105
たかな・生 104
たけのこ御飯むすび 133
たけのこ・生 108
たけのこ・缶詰・水煮 109
たけのこ・ゆで 108
だし巻きたまご 101
たちうお・生 91
脱脂乳 114
脱脂粉乳 114
だて巻 95
ダブルクォーターパウンダー・チーズ 130
ダブルチーズバーガー 130
たまご豆腐 101
卵丼 121
たまごのタルト 134
卵焼き 124
たまねぎ・生 106
たまねぎ・水さらし 106
たらこ・生 95
たらのめ・生 108
たらばがに・缶詰・水煮 97
たらばがに・ゆで 96
タルト 118
淡色ビール 117

ち
チーズスプレッド 113
チーズバーガー 130
チェダーチーズ 113
チキンかつ 127
チキンナゲット 132
チキンフィレオ 130

xiii

チキンフィレサンド 133
チキンフィレサンドライト 133
チキンマックナゲット 131
チコリー・生 106
茶碗蒸 124
チャーハン 122
チャーハン・ラーメンセット 121
中華スタイル即席カップめん・油揚げ 86
中華スタイル即席カップめん・非油揚げ 87
中華そば 具が少ない 124
中華そば 主菜の具が多い 123
中華そば 副菜の具が多い 123
中華丼 121
中華めん・生 87
中華めん・ゆで 86
中力粉・1等 87
調合油 115
調製粉乳 114
ちょうせんはまぐり・生 96
チョココロネ 85
チンゲンサイ・生 107

つ
つまみな・生 105
つみれ 95
つるむらさき・生 104

て
鉄火丼 123
鉄火巻き 123
デニッシュペストリー 85
手延そうめん手延ひやむぎ・乾 87
テリヤキチキンバーガー 132
テリヤキバーガー 132
てりやきマックバーガー 130
天ざるそば 120
天丼セット 121
天丼・天重 121
でんぶ 95
天ぷらうどん 123
天ぷらそば 123
天ぷら定食 120

でんぷん・くず 88
でんぷん・じゃがいも 88

と
とうがらし・果実・生 105
とうがん・生 106
トウミョウ・生 105
とうもろこし油 115
十勝産コーン入りポタージュ 134
とびうお・生 93
トマト・缶詰ジュース・食塩添加品 109
トマト・缶詰ジュース・食塩無添加 109
トマト・缶詰・ホール・食塩添加品 109
トマト・缶詰・ホール・食塩無添加 109
トマト・缶詰ミックスジュース・食塩添加品 109
トマト・缶詰ミックスジュース・食塩無添加 109
トマト・生 106
トマトのクリーミーポタージュ 134
ドライソーセージ 100
どら焼 118
ドリアン・生 111
とりがい・斧足・生 96
鶏・皮もも・生 99
鶏・肝臓・生（レバー）99
鶏・軟骨・生 100
鶏ひき肉・生 99
とろろ 125
とろろ＋まぐろ 128
豚汁 128

な
ながいも・生 87
ナゲット5個 134
なす・からし漬 109
なす・塩漬 108
なす・しば漬 108
なす・生 106

食品索引

なす・ぬか味噌漬 108, 125
なたね油 115
なつめ・乾 112
なばな洋種・生 105
なばな和種・生 105
鍋焼きうどん 123
生揚げ 101
生うに 96
なまこ・このわた 97
生ソーセージ 100
生ハム・促成 100
生ハム・長期熟成 100
なまり節 95
なると 95
ナン 86

に
にぎりずし 122
肉天 127
肉野菜炒め定食類 120
肉野菜炒め（豚）126
にじます・淡水養殖・生 92
にしん・生 91
日本かぼちゃ・生 104
日本そば 具が多い 123
日本そば 具が少ない 123
日本なし・生 110
煮物（切干しだいこん）125
煮物（ごぼう, にんじん, れんこん）125
煮物（しいたけ）125
煮物（ひじき）124
煮物（かぼちゃ）125
煮物（さといも, しいたけ, たけのこ, にんじん）125
煮物（豆腐）125
乳飲料コーヒー 114
乳牛かたロース・皮下脂肪なし・生 98
乳牛サーロイン・赤肉・生 98
乳牛サーロイン・皮下脂肪なし・生 98
乳牛ばら・脂身つき・生 97
乳牛ヒレ・赤肉・生 98
乳牛もも・皮下脂肪なし・生 98
乳牛リブロース・皮下脂肪なし・生 98
乳酸菌飲料・殺菌乳製品 114
乳酸菌飲料・乳製品 114
乳酸菌飲料・非乳製品 114
にら・生 105
にんじん・皮むき・生 104
にんじんジュース・缶詰 106
にんじん・冷凍 104
にんにく・生 107

ね
ねぎとろ丼 122
ねぎとろ 122
根深ねぎ・生 106
根みつば・生 104
練りうに 97
練りようかん 119

の
のざわな・塩漬 106
のざわな・調味漬 105
のざわな・生 104
のり巻 122

は
ハードビスケット 118
バーベキューソース 133
パーム核油 116
パーム油 115
はいが精米 86
焙煎ごまドレッシング 131
パイナップル・缶詰 111
パイナップル・生 110
パイナップル・濃縮還元ジュース 111
ばかがい・生 96
はくさい・キムチ 109
はくさい・塩漬 108, 125
はくさい・生 107
薄力粉・1等 87
葉しょうが・生 107
バジル・生 105

xv

パセリ・生 105
バターピーナッツ 116
葉だいこん・生 105
はたはた・生 92
はたはた・生干し 94
はつかだいこん・生 107
発酵バター 116
はっさく薄皮なし・生 110
ハッシュポテト 131
発泡酒 117
バナナ・生 110
花にら 104
ハニーメイプル 134
葉ねぎ・生 104
パパイヤ・完熟・生 110
ババロア 118
はまぐり・つくだ煮 97
はまぐり・生 96
はも・生 92
はやとうり・生・白色種 106
はるさめ・普通・乾 88
はるさめ・りょくとう・乾 88
パルメザンチーズ 113
バレンシアオレンジ薄皮なし・生（福原オレンジ以外）111
バレンシアオレンジ・ストレートジュース 112
バレンシアオレンジ・濃縮還元ジュース 112
ハンバーガー 131
ハンバーグ（合挽）127
ハンバーグ定食 120
はんぺん 95

ひ
ピーナッツバター 116
ビーフシチュー 126
ビーフン 87
ピーマン・青・生 107
ピーマン・赤・生 104
ピーマン・黄・生 106
ピーマン肉炒め（豚）126
ひえ・精白粒 87

挽きわり納豆 101
ピザクラスト 86
ピスタチオ・いり・味付け 116
ビッグマック 130
ひまわり・フライ・味付け 116
ひまわり油・高オレイン酸精製油 115
ひまわり油・高リノール酸精製油 115
ひまわり油・ミッドオレイン酸精製油 115
冷奴 124
ひゅうがなつ薄皮なし・生 110
ひらまさ・生 92
ひらめ・天然・生 93
ひらめ・養殖・生 93
ひれかつ（牛）128
ひれかつ（豚）127
ひろしまな・塩漬 105
びわ・生 110
びんながまぐろ・生 93

ふ
ファットスプレッド（マーガリン類；重量比油脂80％未満）116
フィッシュバーガー 131
フィレオフィッシュ 130
フォアグラ・ゆで 99
ふかひれ 96
ふき・生 106
ふきのとう・生 106
福神漬 126
ふぐ類・まふぐ・生 93
豚かた・脂身つき・生 98
豚かた・皮下脂肪なし・生 99
豚かたロース・脂身つき・生 98
豚かたロース・皮下脂肪なし・生 98
豚・肝臓・生（レバー）100
豚・舌・生（タン）99
豚・小腸・ゆで（ホソ・シロ）99
豚・心臓・生（ハツ）99
豚そともも・脂身つき・生 98
豚・大腸・ゆで（シロ）99

食品索引

豚・豚足・ゆで 99
豚ばら・脂身つき・生 98
豚ひき肉・生 98
豚ヒレ・赤肉・生 99
豚もも・赤肉・生 99
豚もも・皮下脂肪なし・生 99
豚ロース・赤肉・生 99
豚ロース・脂身つき・生 98
豚ロース・皮下脂肪なし・生 99
プチパンケーキ 131
普通牛乳 113
ぶどうジャム 113
ぶどう・ストレートジュース 112
ぶどう・生 110
ぶどう・濃縮還元ジュース 112
ぶどうパン 86
フライドポテト 87
フライドポテトS 134
ブラックタイガー・養殖・生 96
ブラックマッペ・もやし・生 108
フランクフルトソーセージ 100
フランスパン 86
ブランデー 117
ぶり・成魚・生 91
ぶり・はまち・養殖・生 91
ブルーチーズ 113
フルーツロールケーキ 134
ブルーベリージャム 113
ブルーベリー・生 110
プルーン・乾 112
プレーンドッグ 132
プレスハム 100
プレミックス粉・ホットケーキ用 86
フレンチドレッシング 116
フレンチフライポテトS 132
フローズンケーキレアチーズ 132
フローズンパフェ抹茶 134
プロセスチーズ 113
ブロッコリー・生 105
ぶんたん薄皮なし・生 110

へ

米菓・甘辛せんべい 119
米菓・あられ 119
べいなす・生 106
ベーコン 100
ベーコンピラフ 122
ベーコンレタスバーガー 130
ヘーゼルナッツ・フライ・味付け 116
ベジチキラップ 133
べにざけ・くん製 95
べにざけ・生 92
べにざけ・焼き 92
ベルギーショコラアイス 134

ほ

ホイップクリーム・植物性脂肪 113
ホイップクリーム・乳脂肪 113
ホイップクリーム・乳脂肪・植物性脂肪 113
ほうぼう・生 92
ほうれんそう・生・年間平均値 105
ほうれんそう・冷凍 105
ポークウインナー 100
ホキ・生 93
干しうどん・乾 87
干しうどん・ゆで 86
干しえび 97
干しがき 112
干しかれい 95
干しずいき・乾 109
干しそば・乾 87
干しそば・ゆで 86
干しだいこん漬 108
干し中華めん・ゆで 86
干しぶどう 111
ほたてがい・貝柱・生 97
ほたるいか・ゆで 96
ほっきがい・生 96
ほっけ・開き干し 94
ホットケーキ 118
ポテトサラダ 124
ポテトチップス 118

xvii

骨付ハム 100
ボロニアソーセージ 100
ホワイトチョコレート 118
本みりん 117
ボンレスチキン 133
ボンレスハム 100

ま

まあじ・生 93
まあじ・開き干し・生 94
まあじ・開き干し・焼き 94
まあじ・焼き 93
マーボ豆腐 127
マーボ豆腐定食 120
まいたけとポテトのグラタン 134
まいわし・生 91
まかじき・生 93
マカダミアナッツ・いり・味付け 116
まがれい・生 93
まがれい・焼き 93
マカロニグラタン 122
マカロニサラダ 124
マカロニ・スパゲッティ・乾 87
マカロニ・スパゲッティ・ゆで 86
幕の内お重 121
まぐろ・缶詰・水煮フレーク・ホワイト 95
まぐろ・缶詰・水煮フレーク・ライト 95
まぐろ・缶詰・油漬フレーク・ホワイト 94
まぐろ・缶詰・油漬フレーク・ライト 94
まぐろ丼 123
まくわうり・生・黄肉種（プリンスメロン）111
まさば・生 91
まさば・水煮 91
まさば・焼き 91
マジェランあいなめ生・メロ・ぎんむつ 91
マシュマロ 119
まだい・天然・生 92
まだい・養殖・生 92
まだい・養殖・焼き 91
まだこ・生 96
まだこ・ゆで 96
まだら・生 94
まだら・焼き 94
まつ・いり 116
マックグリルドソーセージ＆エッグ・チーズ 130
マックシェイクバニラ（S）131
マックフライポテト（S）131
マックフルーリーオレオ®クッキー 131
マックホットドッククラシック 130
マトン・もも・脂身つき・生 100
マトン・ロース・脂身つき・生 100
まながつお・生 91
マヨネーズ・全卵型 116
マヨネーズ・卵黄型 116
マリネ（さわら，たこ）126
マンゴー・生 110

み

身欠きにしん 94
味噌汁（あさり，ねぎ）129
味噌汁（油揚げ，だいこん）128
味噌汁（しじみ）129
味噌汁（じゃがいも，ねぎ）129
味噌汁（豆腐，油揚げ，ねぎ）128
味噌汁（豆腐，わかめ）128
味噌汁（ねぎ）128
味噌汁（わかめ）128
味噌汁（わかめ，ねぎ）128
味噌汁（豆腐）128
味噌ラーメン 123
ミックスピザ 123
ミックスフライ 128
ミックスフライ定食 120
みなみまぐろ・赤身・生 94
みなみまぐろ・脂身・生 91
ミニキャロット・生 104
ミニトマト・生 104
みょうが・生 107

食品索引

みるがい・水管・生 96
ミルクチョコレート 118

む
無塩バター 115
蒸しかまぼこ 95
蒸し中華めん 86
むつ・生 91
無糖練乳 114
むろあじ・くさや 95
むろあじ・開き干し・生 95

め
めかじき・生 92
めきゃべつ・生 105
めごち・生 94
めざし・生 94
めざし・焼き 94
めし・玄米 85
めし・精白米 85
めじな・生 92
めし・はいが精米 85
めじまぐろ・生 93
めばちまぐろ・生 93
めばる・生 93
めばる焼魚 128
メルルーサ・生 93
メロン・温室・生 110
綿実油 115

も
モスシェイク（バニラ）S 133
モスチーズバーガー 132
モスチキン 132
モスバーガー 132
モスライスバーガー海鮮かきあげ（塩だれ）132
モスライスバーガーきんぴら 132
もち 85
木綿豆腐 101
もも・缶詰・果肉・黄肉種 111
もも・缶詰・果肉・白肉種 111
もも・生 110
モロヘイヤ・生 105

や
焼きおにぎり 85
焼きそば・油揚げ 86
焼きたてアップルパイ1個 134
焼き竹輪 95
焼き豆腐 101
焼き鳥・缶詰 100
焼き抜きかまぼこ 95
焼き豚 100
薬味酒 117
野菜炒め 126
野菜炒め（なす）124
野菜生活100 131
やつがしら・生 87
やまうど・生 107
やまごぼう・味噌漬 108
やまといも・生 88
やまめ・養殖・生 92
やりいか・生 96
ヤングコーン・生 107

ゆ
有塩バター 115
ゆず・果汁・生 112
輸入牛かたロース・皮下脂肪なし・生 98
輸入牛サーロイン・赤肉・生 98
輸入牛サーロイン・皮下脂肪なし・生 98
輸入牛ばら・脂身つき・生 97
輸入牛ヒレ・赤肉・生 98
輸入牛もも・赤肉・生 98
輸入牛リブロース・皮下脂肪なし・生 98
ゆば・生 101
ゆりね・生 106

よ
洋風幕の内弁当 121
ヨーグルト・全脂無糖 114
ヨーグルト・脱脂加糖 114
ヨーグルト・ドリンクタイプ 114
よもぎ・生 105

xix

ら
- ラード 115
- ラー油 115
- ライチー・生 110
- ライ麦パン 86
- ラクトアイス・低脂肪 114
- ラクトアイス・普通脂肪 113
- らっかせい・いり・大粒種 116
- らっかせい・いり・小粒種 116
- らっきょう・甘酢漬 109
- ラム酒 117
- ラム・ロース・脂身つき・生 100
- 卵黄・生 101
- 卵白・生 101

り
- リーフレタス・生 104
- りょくとうもやし・生 108
- リングビスケット 134
- りんご・50%果汁入り飲料 111
- りんご・缶詰 111
- りんごジャム 112
- りんご・ストレートジュース 112
- りんご・生 110
- りんご・濃縮還元ジュース 112

れ
- レタス・生 107
- レッドきゃべつ・生 107
- レッドホットチキン 133
- レバー野菜炒め（豚）127
- レバー野菜炒め定食 120
- レモン・全果・生 111
- れんこん・生 106
- れんこん・ゆで 106

ろ
- ロースかつ（牛）126
- ロースかつ（豚）126
- ロースかつ定食 120
- ロースカツバーガー 132
- ローストビーフ 100
- ロースハム 100
- ロース焼き（豚）126
- ロールパン 85
- ロゼワイン 117

わ
- わかさぎ・生 93
- 若鶏肉・ささ身・生 99
- 若鶏肉・手羽・皮つき・生 99
- 若鶏肉・むね・皮つき・生 99
- 若鶏肉・むね・皮なし・生 99
- 若鶏肉・もも・皮つき・生 99
- 若鶏肉・もも・皮なし・生 99
- 和牛かたロース・皮下脂肪なし・生 97
- 和牛サーロイン・赤肉・生 98
- 和牛サーロイン・脂身つき・生 97
- 和牛サーロイン・皮下脂肪なし・生 97
- 和牛ばら・脂身つき・生 97
- 和牛ヒレ・赤肉・生 98
- 和牛もも・皮下脂肪なし・生 98
- 和牛リブロース・皮下脂肪なし・生 97
- わけぎ・生 104
- わさび漬 109
- わさび・生 107
- 和風スタイル即席カップめん・油揚げ 86
- 和風スパゲティ 124
- 和風ドレッシング 132
- わらび・生・ゆで 107

本書の使い方

　本書では，医師から食事量として指示された1日の摂取エネルギー量に対し，主菜，主食，副菜，そして油でどの位摂取したらよいか誰でも簡単に理解できるよう工夫してあります。

1. 医師から指示された食事量（1日の摂取エネルギー量）を，主菜，主食，副菜，油に分け，摂取量の目安をエネルギー量から考えたものです。

2. からだと食品の共通した100kcalの「ものさし」を作り，あとは自分の好みで食品を選択し，朝，昼，夕食に配分すれば，簡単に適正な食事がデザインできます。

3. 食事ではエネルギー量を第一優先とし，たんぱく質，脂質，食塩など優先順位をつけて考えます（たんぱく質エネルギー量＝摂取エネルギー量－（脂質エネルギー量＋炭水化物エネルギー量）となります）。Ⅱ章で指示栄養量に合わせた食事の組み立て方を具体的に説明しています。例題だけでなく，毎日の食事で実践することが大切ですので，このⅡ章をよく読んでいただき，食品の組み合わせ方法を理解してください。

4. Ⅲ章では100kcal食品・食事交換として約800種類の食品，約250の外食料理を掲載しています。食事ごとに振り分けたエネルギー量を目標に食品選択して主菜・副菜・主食・調理用油それぞれの必要重量が確認できます。外食については，店舗ごとに使用食材量および総重量が異なるため，掲載したエネルギー量と一致しませんが，どのような料理にエネルギー量が多いか，また，三大栄養素のバランスについても確認することができます。

5. 付録1）では，低GI（グライセミックインデックス）の食品選択を希望する方のために参考として掲載しています。なお，本書ではGIだけでなく，GL（グライセミック負荷指数）を掲載していますので，100kcalの食品や料理を摂取したときのグライセミック負荷指数を比較しながら見ていただけます。

6. 付録2）では，微量栄養素の充足を考えたいときに，目的の栄養素別に多く含まれる食品のベスト50を掲載しました。ここでは，摂取重量と比較しやすいよう単位を100kcalではなく10kcalで比較しています。

7. 巻末の機能別食品分類表は，脂質異常症の診断基準であるLDLコレステロールと中性脂肪（トリグリセライド）の値に着目し，脂質異常症のタイプに応じてどの食品をどの程度摂取したらよいかを示したものです。食品を「エネルギー成分」「筋肉成分」「代謝を活発にする成分」に分類し，各食品には100kcal当たりの目安重量（g）と目安量（赤い枠で囲った部分），たんぱく質，脂質，炭水化物のエネルギー比を示しています。詳細については「機能別食品分類表の見方」（P.76）を参照してください。

交換表の見方

▼食品交換表

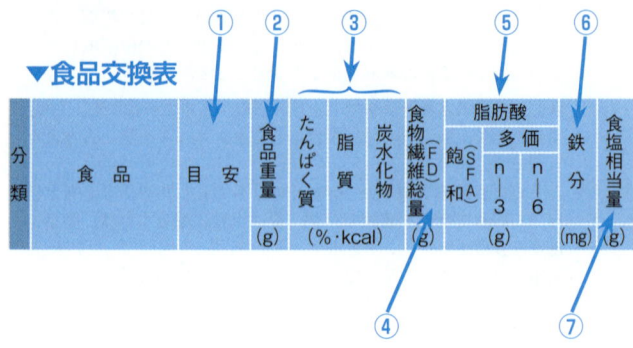

①目安：100kcal 当たりの食品量の目安（カサ・枚数・個など）。
②食品重量：100kcal 当たりの重量。
③たんぱく質・脂質・炭水化物（三大栄養素）：食品 100kcal 当たり，それぞれの栄養素のエネルギー量。合計すると 100kcal になるため，各栄養素の構成比率（%）として見ることができる（PFC 比率）。
④食物繊維総量：100kcal 当たりの水溶性食物繊維と不溶性食物繊維の合計。
⑤脂肪酸：100kcal 当たりの肉類に多く含まれる飽和脂肪酸と魚や植物性脂質などに多く含まれる多加不飽和脂肪酸（n－3, n－6）を表示。
⑥鉄分：100kcal 当たりの食品に含まれる鉄分量。
⑦食塩相当量：100kcal 当たりの食品に含まれるナトリウム量を塩分換算した量と，加工食品などに含まれる添加食塩を合計した量。

▼外食・食事交換表

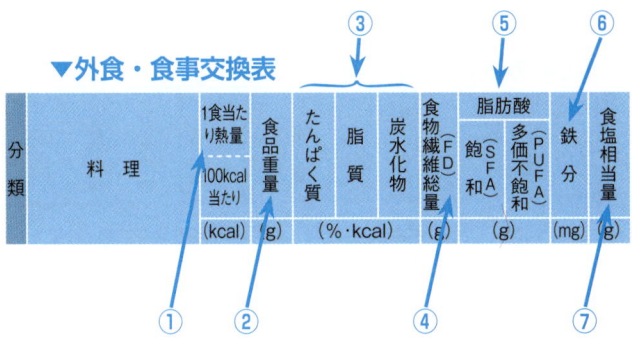

① 1食当たりエネルギー量（熱量）と100kcal当たり：料理ごとに上段には1食当たりのエネルギー量とその成分値，下段には100kcal当たりの成分値を表示しています。上段は1食すべて食べたときに摂取できる栄養量が把握でき，下段は同じ基準で食事摂取基準と各料理の比較ができます。

② 食品重量：上段が1食当たりの料理の重量，下段が100kcal当たりの料理重量です。100kcal当たりの重量が少ないほど，脂質が多い料理ともいえます。

③ たんぱく質・脂質・炭水化物（三大栄養素）：上段は1食食べたときの各栄養素の量（kcal）はわかりますが，各料理で全体量が異なるため料理の比較ができません。下段では，すべて100kcal当たりに換算していますので，三大栄養素の比率（PFC比率）で比較することができ，ほかの栄養素に関しても多い・少ない比較ができます。

④ 食物繊維総量：上段が1食当たりの食物繊維総量。必要エネルギー量100kcal当たり食物繊維1gが目標となりますので，1日で必要な食物繊維量の1/3を目標とします。食事摂取基準では1日2,000kcal，食物繊維20gが目安量となりますので，1食6.6gが目安となります。

⑤ 脂肪酸：飽和脂肪酸と多価不飽和脂肪酸として表しています。多価不飽和脂肪酸はn－3とn－6の合計です。

⑥ 鉄分：上段の1食当たりでは1日目標量の1/3が摂取できるかを目安とし，下段の100kcal当たりでは食事摂取基準と比較して選択します。

⑦ 食塩相当量：上段の1食当たりでは1日の食塩摂取目安量の1/3以内を目安にし，下段では100kcal当たり0.4gと比較して多いか少ないかを判断します。

xxiii

▼食事のGL

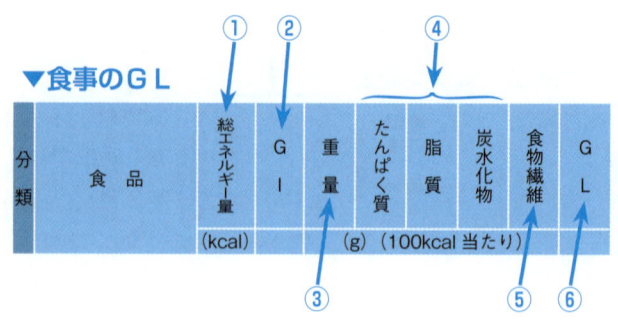

① 総エネルギー量：食品単独または組み合わせで糖質を50gに調整したときの食品全体のエネルギー量。
② GI：Glycemic Index（グライセミックインデックス）糖質50gを含むサトウのごはん147gを摂取後，2時間の血糖値上昇下面積を100として，比較する食品に含まれる糖質が50gになる量を摂取したときの血糖値上昇下面積を表す。指数の低い食品は基準食に比較し，消化吸収が遅く血糖値上昇も緩やかと考えられる。
③ 重量：各食品の組み合わせでエネルギー量100kcal当たりに換算したときの食品重量。
④ たんぱく質・脂質・炭水化物（三大栄養素）：食品の組み合わせ100kcal当たり，それぞれの栄養素の重量。
⑤ 食物繊維：炭水化物は糖質と食物繊維からなっている。GIで対象とする糖質は炭水化物から食物繊維を除いた重量で考える。
⑥ GL：Glycemic Load（グライセミック負荷指数）。
（GI÷100）×炭水化物の量（g）。

なぜ100kcalなのか

　「栄養指導の話は難しい」という声をよく耳にします。これは，栄養指導で使用する単位が，摂取エネルギー量は「kcal」，たんぱく質は「g」，脂質や炭水化物は「％」と異なることが一因です。ですからすべてを同じ単位で考えることが重要です。

　現在，80kcalをベースにした考え方が多くの職場で使用されています。しかし日本では明治以降，100kcalをベースに栄養を考える方法が一般的でした。この80kcalが最初に使用されたのは1954（昭和29）年に発表された「簡易栄養計算法について」です。当時は戦後の食糧難の時代であり，物価高騰で魚，肉の切り身が小さい，肥料が十分でなくりんごなどの果物が小さい，飼料が少ないので鶏卵が小さい，などの理由で，それまで使用してきた100kcalでは当時の食糧事情から常用量に合わないことから，80kcalに変更すべきという内容でした。

　しかし，それから半世紀を経た飽食の時代ともいわれる現在では，80kcalにこだわる必要はないように思えます。しかも，たんぱく質，脂質，炭水化物の割合を理解する際，100kcalを基準とすると各エネルギー量の単位（kcal）を％に変えるだけですみます。日常的に私たちが慣れ親しんだ10進法をベースとした100kcalを取り入れた方が，栄養指導に際しては，一般にはわかりやすいといえるのではないでしょうか。

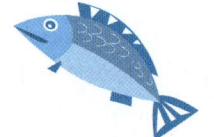

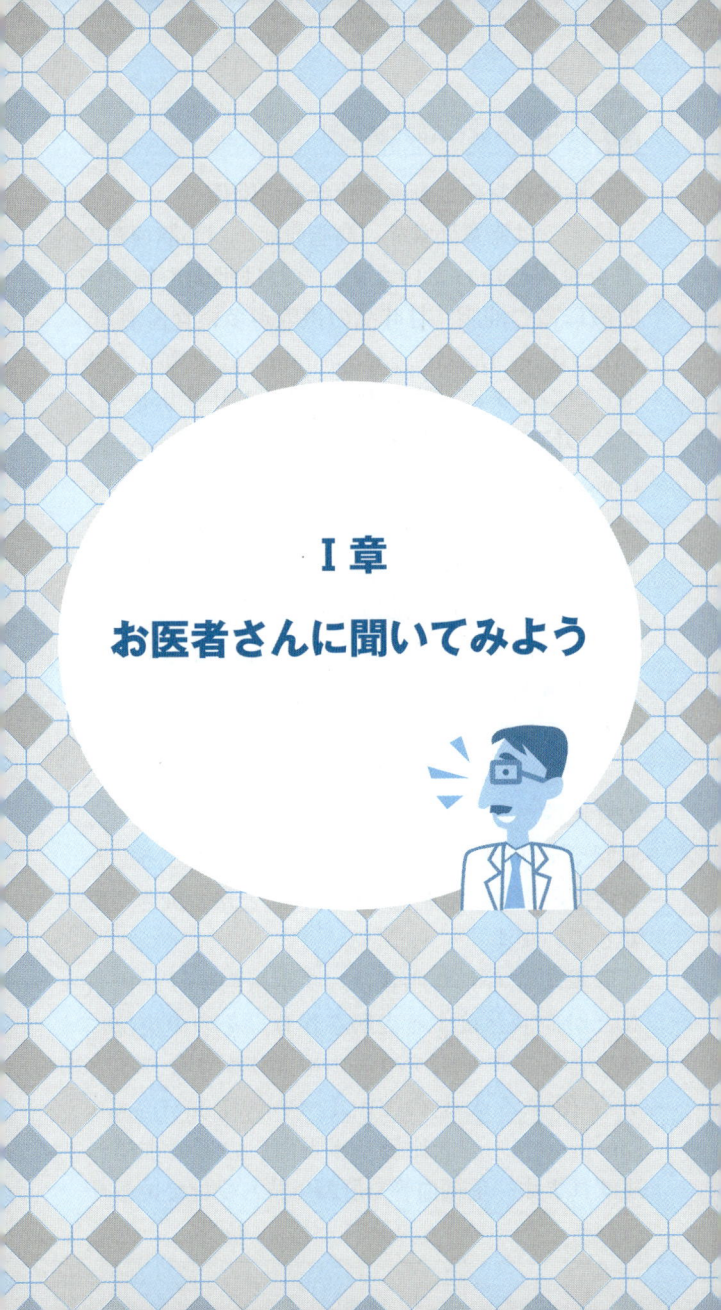

1 脂質異常症と動脈硬化症

1）脂質異常症と動脈硬化症との関係

　欧米では脂質異常症（高脂血症）が心筋梗塞の主な原因になっています。それは獣肉や飽和脂肪酸に富む油脂，甘味品の摂取が多い食習慣が，LDL（Low Density Lipoprotein，低比重リポ蛋白）コレステロールや中性脂肪（トリグリセライド）の値を上げるとともに，HDL（High Density Lipoprotein，高比重リポ蛋白）コレステロールの値を下げ，その結果，動脈硬化指数（LDLコレステロール/HDLコレステロール比）などが上昇して動脈硬化を進めるためです。

　近年，日本人のコレステロール値も上昇し，欧米人と変わらないレベルになりました。しかし，それでも日本人の心筋梗塞の発症率は，欧米に比べると低いものとなっています。それは，日本人の食習慣が魚介類，野菜，米飯の摂取を中心とし，油脂や単糖類の摂取が少ないこと，またこうした食習慣の影響から肥満が少ないことが，大きく影響しています。

　肝臓で作られた脂質は，アポ蛋白やリン脂質などが血液と接する表層を作り，その中央部にコアとしてコレステロールやトリグリセライドが存在する大型のVLDL（Very Low Density Lipoprotein，超低比重リポ蛋白）の形で末梢へ運ばれます。毛細血管や肝臓で待ち受けているリ

ポ蛋白リパーゼによりエネルギー脂質のトリグリセライドが分解され，リポ蛋白は小さく重くなったLDLとなります。LDLは各細胞のLDL受容体から細胞内に取り込まれ，コレステロールやアミノ酸が細胞膜成分やホルモン，胆汁などの原料となります。ところがLDLコレステロールが多すぎると，血管壁全周に一層だけ存在して血管を守っている血管内皮細胞を通過して，血管壁内へと侵入していきます。そして，酸化され，白血球（単球）由来のマクロファージに取り込まれて動脈硬化を引き起こすといわれています。

　また，血液中のトリグリセライドの値が150mg/dL以上と多い状態では，IDL（Intermediate Density Lipoprotein，中間比重リポ蛋白），レムナントが血中に現われます。そうすると，血液や血管壁に溜まったコレステロールを回収して肝臓へと戻す働きのあるHDLが十分に作り出されなくなり，レムナントの一部は血管壁内へ侵入してマクロファージにそのまま取り込まれ動脈硬化になります。そしてマクロファージ内に蓄積されたコレステロールの回収が減り，血液中のHDLコレステロール値が低下して，動脈硬化が進行してしまいます。

　ただし日常的に運動することにより，トリグリセライド値を下げ，HDLコレステロール値を上げることができます。

2）動脈硬化の発生と種類

　動脈では粘度のある血液が内皮細胞や平滑筋で周囲を囲まれた血管内を循環して血圧が生じます。血管を血液から守る内皮細胞にずり応力という物理的刺激などが生じ，傷害されるのが硬化のはじまりです。血管障害の原因には，血液成分，血管内圧，加齢，高血圧，喫煙，ストレスなどがあげられ，粥状(じゅくじょう)動脈硬化や細小動脈硬化などの重要な進展要因となります。

　心臓の冠状動脈や脳動脈皮質枝のように多くの分枝がある分岐部では，通常の血流でも血管壁にストレスを与えます。分岐部内側は川の淵と同じように乱流や血液の停滞がおこり，壁に圧がかかり酸化ストレスが生じます。その結果，コレステロールを取り込みやすい環境が作られ，脂質異常症だけでも動脈硬化が進みます。

　動脈硬化は以下の3種類に分類されます。

(1) 粥状(じゅくじょう)（アテローム性）動脈硬化

　大動脈，心臓冠状動脈，頸動脈，脳底動脈，脳動脈皮質枝などの比較的太い動脈に発生します。脂質異常症が原因となり，さらに喫煙，高血圧などが伴うと（たとえばメタボリックシンドロームは両者を伴ったものですが），コレステロールを含むLDLなどが相乗的に血管壁内に侵入します。白血球由来マクロファージが血管壁内にやってきて，酸化LDL，レムナントなどからコレステロールが膿のように蓄積し，血管腔が狭くなり，粥状

動脈硬化となり，心筋梗塞，脳梗塞などの原因となります。

(2) 細小動脈硬化

　高血圧や塩分の摂り過ぎが原因で，脳動脈穿通枝や腎髄質，肺胞に通じる細い小動脈に出現します。細小動脈では内圧上昇で栄養血管の血流障害がおき，中膜外側から栄養障害により変性壊死が生じます。内皮間隙をぬけてマクロファージが侵入して壊死物質を消去し，その際に血漿成分が血管壁へ滲入しフィブリノイド変性を生じます。炎症反応を伴ない結合組織が増生することで血管肥厚したものが細小動脈硬化です。血栓ができるとラクナ梗塞になり，高血圧が持続すると小動脈瘤を形成，破綻して脳出血となります。中膜の栄養障害が基盤にあり，低たんぱく食，低脂肪食，あるいは重労働，ストレスの持続などが細小動脈硬化を進める要因です。

(3) 中膜硬化，血管石灰化

　動脈の中膜に出現する石灰化で，老人性硬化です。最近では腎透析患者によくみられ，カルシウム摂取不足などによる副甲状腺機能亢進，カルシウムやリンの代謝異常が，中膜で骨形成と同じ機序で骨化します。骨のカルシウムが血管壁に移動するので骨粗しょう症を伴い，血管機能の劣化が生じ，末梢循環が悪くなります。

2 粥状（アテローム性）動脈硬化はなぜ起こるのか？

1）粥状動脈硬化の発症プロセス

動脈硬化を起こした血管では，血管壁が厚くなり，やがて厚くなった部分の血管内腔の表面がただれ，そこに血栓ができるなど複雑な様相を呈します。つまり血管の壁にできた塊（プラーク）が内腔に広がって内腔狭窄をおこします。このプラークが破裂すると，血管表面に血栓ができ，この血栓が血流の途絶を起こしたり，あるいははがれて末梢に流れて行き，そこで血流途絶を引き起こします。その結果，心臓では心筋梗塞が，脳では脳梗塞が，足では壊疽などが発生してしまいます。

では，どのように動脈硬化は発生し進むので

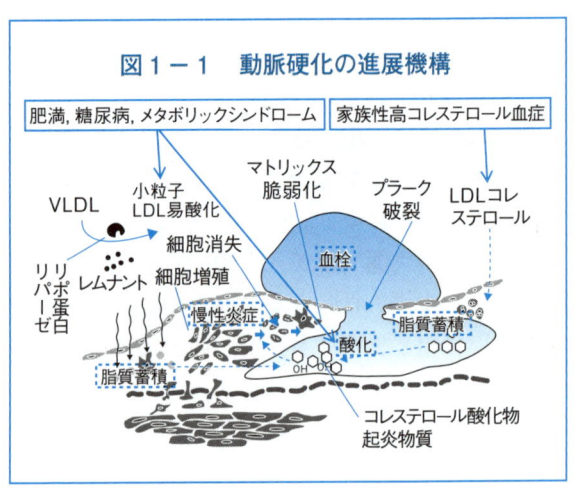

図1-1 動脈硬化の進展機構

しょうか。まず脂質の多い食事，過剰なエネルギー摂取，運動不足といった不適切な生活習慣（あるいはまれに遺伝的要因）により脂質異常症を発症します。これによって，血液中のLDLコレステロールが増え，血管の内皮細胞を通過して，壁内にLDLコレステロールが溜まり，脂肪斑ができます。そこに酸化ストレスが加わると，蓄積されたコレステロールが酸化しコレステロール酸化物になると，これが毒性を持ち，慢性の炎症を引き起こします。

　一方，血液内の単球も，高血圧症，高ＬＤＬコレステロール血症（脂質異常症）などの危険因子の影響を受け，内皮細胞と接着するようになります。そして血管の内腔から内膜へと遊走し，マクロファージとなり，コレステロール酸化物を取り込み，泡沫細胞となってコレステロールエステルを細胞内に蓄積し，プラークを形成します。

　さらに通常は血管の中膜内にある平滑筋細胞が，炎症反応に刺激され，中膜から内膜に遊走し，増殖して内膜胞厚を形成します。その周囲には，コラーゲン，エラスチンが増成し，プラークの周辺に線維性肥厚層を形成します。このプラークの中には，お粥のようにどろどろした状態でコレステロールエステルが存在し，これを粥腫（アテローム）と呼びます。この状態がさらにすすむと，酸化コレステロールが細胞死をもたらし，内膜は非薄化し，プラーク破裂（プラークラプチャー）が

発生します。そうなると血管内で血栓が生じて，心筋梗塞や脳梗塞を引き起こすのです。

2）予防・治療対策

このように動脈硬化は大変複雑な病変で，その進行を止めることはとても困難に思われますが，主要な原因は以下の2つに集約することができます。

その1つは，コレステロール蓄積です。なぜ動脈壁に特異的に沈着するかはまだ不明ですが，血流中のLDLコレステロールが内膜に進入して酸化することが動脈硬化の最初の原因となることから，血中のLDLコレステロール値を低下させることが重要になります。ですからたとえ冠動脈硬化を発症しても，LDLコレステロール値を20〜30mg/dLから60mg/dLの範囲に抑えることで，冠動脈硬化の進行を遅らせることができるとのデータもあります。

2つ目は，酸化反応の抑制です。つまり血管内に蓄積したLDLコレステロールを毒性の強い酸化コレステロールにしないようにすることです。酸化は，このほかにも組織障害を起こし，老化を進めるとされていますが，酸化の亢進は，糖尿病でももっとも特徴的に見られる所見であり，またメタボリックシンドロームでも亢進しています。酸化については，活性酸素を産生するNADPHオキシダーゼと呼ばれる酵素の活性化が関与するともいわれています。とにかく酸化反応を抑制す

ることは，有効な動脈硬化対策となります。

　またコレステロールの蓄積と酸化反応によって生じた初期反応に付随して炎症反応（プラーク形成）が起きますが，これも増悪要因の一因です。これにはさまざまな炎症細胞，炎症惹起性サイトカインの関与がありますが，これらを抑制することは動脈硬化進展予防の一助となります。

　さらに，血栓形成が最終的に心筋梗塞，脳梗塞などの循環器疾患のトリガーとなりますので，この血栓形成促進を抑制することも，動脈硬化治療の最終段階では非常に重要となります。

　以上を集約すると，まず予防対策としては以下の2点が重要になります。
・LDLコレステロールをいかに低下させるか
・酸化反応を極限まで抑えること

　さらに，脂質異常症を発症してしまった場合の予防策としては，以下の2点があげられます。
・炎症反応（プラーク形成）の抑制
・血栓形成の阻害

　これらはいずれも，日々の食事と深く関係しており，どのような食生活を送るかで症状を改善することも，また逆に増悪させてしまうことにもなります。ですから動脈硬化の治療を考える上で，食事療法はその根幹といえます（P.36，P.50参照）。

3 脂質異常症とは

1）脂質（脂肪）の役割と体内での存在様式

　脂質（脂肪）は体組成の 20 〜 30 ％（重量比）を占める水に溶けにくい物質です。そして，その構造の違いによりコレステロール，トリグリセライド（中性脂肪），リン脂質（PL），遊離脂肪酸（FFA）などに分けられます。

　コレステロールはステロイド核を基本構造とし，リン脂質とともに細胞膜の材料として，細胞の増殖，成長に不可欠な物質です。さらに副腎皮質ホルモンや性ホルモンなどのステロイドホルモンの前駆物質として，また脂肪の消化吸収に必要となる胆汁酸の原料として，わたしたちの体に重要な物質です。しかしその一方で，血液内にコレステロールの１種である LDL コレステロールが過剰に存在すると，マクロファージを中心とした動脈壁在細胞に取り込まれ，動脈硬化を引き起こす粥状硬化巣を形成することになってしまいます。

　リン脂質は構造上リン酸エステルを持ち，コレステロールと同様に細胞膜形成の材料であるとともに，神経伝達物質の原料，細胞間のシグナル伝達系作動物質，気道の円滑化を促すサーファクタントなどとして利用されます。

　トリグリセライドは，グリセロールに３つの脂肪酸がエステル結合した構造を持ち，普段は脂肪

組織に蓄えられています。エネルギーが必要になると，グリセロールと遊離脂肪酸に分解され，エネルギーとして利用されます。

脂肪酸は炭化水素鎖にカルボキシル基がついた構造をしており，エネルギーとして利用されます。前述のようにグリセロールと結合してトリグリセライドを形成するとともに，コレステロールに結合したり，リン脂質と結合したりして存在しています。また，血中では遊離脂肪酸としてアルブミンと結合して存在することもあります。脂肪酸は，その構造上，炭素数により短鎖脂肪酸，中鎖脂肪酸，長鎖脂肪酸に分類され，さらに二重結合の有無ならび二重結合の数により飽和脂肪酸と一価不飽和脂肪酸，多価不飽和脂肪酸に分類されます。そして不飽和脂肪酸の場合は，二重結合の位置によりn－3系脂肪酸，n－6系脂肪酸，n－9系脂肪酸に分類されます。

こうした脂質は水に溶けにくいため，血液中では可溶性のリポ蛋白を形成して必要な組織に運搬されます。リポ蛋白の構造を図1－2に示します。不溶性のコレステロールエステルやトリグリセライドを粒子のコアとし，そのまわりを比較的親水性のフリーコレステロールとリン脂質が被っています。さらに親水性と疎水性の性質を持つアミノ酸配列で構成されるアポ蛋白とよばれる蛋白が結合して，水溶性の性質が獲得されます。

リポ蛋白は，生成場所，形態，構成要素であ

図1-2　血液中のリポ蛋白の構造と脂質

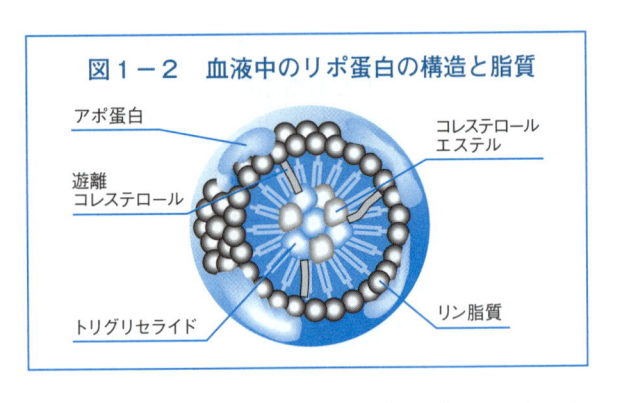

（アポ蛋白／遊離コレステロール／トリグリセライド／コレステロールエステル／リン脂質）

るアポ蛋白や脂質の種類と組成の違いなどにより，大きく5つに分類されます。その内訳は，小腸由来であり食事性脂肪を運搬するカイロミクロン（CM），肝臓由来で内因性の脂肪を運搬するVLDL（超低比重リポ蛋白），その血中での代謝産物であるIDL（中間比重リポ蛋白またはVLDLレムナントとも呼ばれる），そしてさらに代謝されコレステロールを末梢組織に運ぶLDL（低比重リポ蛋白），また末梢組織から余分なコレステロールを取り込み肝臓に戻すHDL（高比重リポ蛋白）の5つです。カイロミクロンはアポB-48を，VLDL，IDL，LDLはアポB-100を，HDLはアポA-Ⅰを，それぞれ主要アポ蛋白としています。

2）脂質異常症の定義と原因

(1) 脂質異常症の診断基準

　脂質異常症という言葉は，早朝空腹時（少なくとも10時間以上の絶食後）の静脈採血において，

LDLコレステロールまたは血清トリグリセライドが高値か、あるいはHDLコレステロールが低値か、のいずれかの症状を表現する用語として、2007（平成19）年から日本で用いられるようになりました。これは、HDLコレステロールの値が低い場合の冠動脈疾患発症リスクが認識されるのに伴い、従来用いられていた高脂血症という用語だけでは、脂質代謝異常と冠動脈疾患の関連性を語れなくなったためです。

表1－1に脂質異常症の診断基準を示します。ここでは冠動脈疾患リスク評価の観点から、従来使用されていた高コレステロール血症が診断基準からはずれ、代わって高LDLコレステロール血症が用いられるようになりました。その理由は、

表1－1　脂質異常症の診断基準（空腹時採血）

高LDLコレステロール血症	LDLコレステロール（LDL-C）≧140mg/dL
低HDLコレステロール血症	HDLコレステロール（HDL-C）＜40mg/dL
高トリグリセライド血症	トリグリセライド（TG）≧150mg/dL

この診断基準は薬物療法の開始基準を表記しているものではない。薬物療法の適応に関しては他の危険因子も勘案し決定されるべきである。

LDL-C値は直接測定法を用いるかFriedewaldの式で計算する。
（LDL-C＝TC－HDL-C－TG/5（TG値が400mg/dL未満の場合））
TG値が400mg/dL以上の場合は直接測定法にてLDL-C値を測定する。
（TC：総コレステロール）
出典：動脈硬化性疾患予防ガイドライン（2007年版）

日本人はHDLコレステロール値が高いため，総コレステロール値が高値を示す症例も多く，こうした場合に総コレステロール値が高いとの理由だけでいきなり投薬されることを避けるためです。

　ただし，だからといって総コレステロール値の測定の意義が薄れたわけではありません。実際，Friedewaldの計算式を用いたLDLコレステロール算定，さらに総コレステロール値からHDLコレステロール値を引くことで表されるnon HDLコレステロールの測定にも，総コレステロールの測定は必要となります。

(2) さまざまな脂質異常症の原因

　血液中の脂質の量は，脂質を血液中で運搬しているリポ蛋白の代謝動態の変化によって変わります。トリグリセライドを多く含むリポ蛋白であるカイロミクロンやVLDLなどが増加すると，血液中のトリグリセライドが増加します。また，コレステロールを多く含むLDLやHDLが増加すると，血液中のコレステロールが増加します。カイロミクロンは食事由来の，そしてIDLは肝臓由来のコレステロールとトリグリセライドの両方を含むため，それぞれのリポ蛋白が増加すると，血液中のコレステロールとトリグリセライドの両方が増加します。こうした脂質異常症は発症原因によって，一次性（原発性）脂質異常症と二次性（続発性）脂質異常症に分けられます。

　一次性（原発性）脂質異常症は，リポ蛋白の代

謝に関わる酵素や受容体，アポ蛋白などの先天的異常によるものです。一方，二次性（続発性）脂質異常症は，なんらかの既往の病気，薬剤の投与，不規則な生活などの後天的な要因によって引き起こされます。

①Ⅰ型ならびにⅤ型高脂血症

カイロミクロンが増加するタイプの脂質異常症です。このタイプの患者さんの場合，コレステロールと血清トリグリセライドが増加し，空腹時血清トリグリセライド値は1,000mg/dLを超えます。カイロミクロンのみが増加する場合をⅠ型高脂血症，カイロミクロンとVLDL，レムナントリポ蛋白などがともに増加する場合をⅤ型高脂血症と呼びます。この患者さんの血清を一昼夜冷蔵庫に静置すると，Ⅰ型高脂血症では上層にクリーム層がみられ下層は清明となります。一方，Ⅴ型高脂血症では，上層のクリーム層に加え，下層にも白色の混濁がみられます。これらカイロミクロンの高い高脂血症は急性膵炎発症の原因となります。

(a) 一次性

家族性リポ蛋白リパーゼ（LPL）欠損症あるいは家族性アポ蛋白CⅡ欠損症（アポ蛋白CⅡはLPLの補酵素）で発症します。

(b) 二次性

1型糖尿病を発症している人や高トリグリセライド血症を発症しやすい状態にある人が，過食や飲酒を繰り返すことで発症する場合や，妊娠後期

に性ホルモンの異常に伴い発症する場合などがあります。SLE（全身性エリテマトーデス）などの自己免疫疾患に伴う抗LPL（リポ蛋白リパーゼ）抗体，抗アポCⅡ抗体などのLPL活性抑制因子の出現，あるいは多発性骨髄腫ならびにさまざまな原因による高γグロブリン血症により，リポ蛋白－グロブリン複合体が出現し，LPL活性が阻害され，発症する場合もあります。

② Ⅱa型高脂血症

LDLが増加するタイプの高脂血症です。LDLコレステロールの増加により血清コレステロールが増加します。

(a) 一次性

(i) 家族性高コレステロール血症

LDL受容体の先天的な欠損，あるいは機能不全が原因で発症します。本症では，LDL受容体を介するVLDLレムナントおよびLDLの細胞内取り込みと異化が低下します。そのためLDLの異化低下に加え，増加したVLDLレムナントからLDLへの生成亢進が加わり，著明な高コレステロール血症が生じます。VLDLレムナントの増加により，血清トリグリセライド増加が合併することもあります。

(ii) 家族性アポB-100異常症

LDLを形成するアポB-100が，LDL受容体への結合力の弱い変異アポB-100であることから，LDLの異化が低下して血清コレステ

ロールが増加します。

(iii) アポ E 遺伝子多型

アポ E4/E4 を有する症例では，LDL-アポ B の LDL 受容体を介する異化がレムナントリポ蛋白と競合して，LDL の異化が低下し，LDL コレステロール値が増加します。

(b) 二次性

(i) LDL 生成増加

ネフローゼ症候群や過食などにより，VLDL の生成亢進が生じます。LDL の前駆物質である VLDL の増加の結果，LDL 生成が促進され，高コレステロール血症が出現します。

(ii) 胆汁排泄障害

肝臓でコレステロールは胆汁酸に変換され，消化管へと排泄されます。閉塞性肝胆道疾患や甲状腺機能低下症，神経性食思不振症など，さまざまな原因で胆汁排泄量が低下すると，胆汁酸生成のために消費されるコレステロールが減少し，肝 LDL 受容体活性（数）が減少します。そのため LDL の異化が低下して，血液中のコレステロールが増加します。

(iii) 相対的 LDL 受容体活性低下

コレステロール摂取量が増加すると，カイロミクロンを介して肝臓に食事によって摂取されたコレステロールが供給されます。その結果，肝細胞による LDL の取り込みの必要がなくなるため，LDL 受容体活性低下が起きます。ま

た動物性たんぱく質や乳製品などの飽和脂肪酸を多量摂取すると，飽和脂肪酸そのものがLDL受容体活性を低下させるため，高LDLコレステロール血症となります。

③Ⅱb型高脂血症

VLDLとLDLが増加する脂質異常症です。血液中のコレステロールとトリグリセライドの両方が増加します。

(a) 一次性

(i) 家族性複合型高脂血症

本症の成因は単一ではなく，高βリポ蛋白血症との関連性やリポ蛋白リパーゼの遺伝子多型との関連性が指摘されていますが，その根底にはVLDL-アポBの分泌増加がみられます。家族の中にコレステロールのみ，あるいはトリグリセライドのみ，あるいはその両方の増加が認められることがあり，本人にもさまざまなタイプの脂質異常症が出現することがあります。

(b) 二次性

過食（とりわけ糖質），肥満，糖尿病（耐糖能異常を含む），メタボリックシンドローム，ネフローゼ症候群，巣状糸球体硬化症の場合には，VLDLの生成が亢進し，その代謝産物であるIDL，LDLの増加が起きます。

④Ⅲ型高脂血症

IDL（中間比重リポ蛋白（レムナント））が増加し，血液中のコレステロールとトリグリセライ

ドの両方が増加します。

(a) 一次性

(i) 家族性Ⅲ型高脂血症

アポ蛋白Eの先天的遺伝子異常（アポE2/E2ホモ接合体）により発症するまれな脂質異常症です。アポE2はLDL受容体に親和性が低く，そのためレムナントの細胞内代謝が低下し，レムナントは血液中で増加します。その結果，アポEの先天性欠損症でも同様の症状となります。このタイプの脂質異常症ではLDLコレステロールは低下します。過食，糖代謝異常，肥満，甲状腺機能低下症などが重なることにより本症の出現が増強されます。

(ii) 先天性肝性リパーゼ（HL）活性異常

HLにはカイロミクロンレムナント，VLDLレムナント，HDLのトリグリセライドを加水分解する機能があります。そのため本症では，レムナントが停滞し，血清コレステロールと血清トリグリセライドの増加がみられます。また，HDLコレステロールは高値となります。

(b) 二次性

アポEの異常がなくとも，過食，糖代謝異常，肥満，甲状腺機能低下症でレムナントの増加を見ることがあります。

⑤ Ⅳ型高脂血症

VLDLが増加するタイプの高脂血症です。そのため血清トリグリセライドが増加します。

(a) 一次性

(i) 家族性 IV 型高脂血症

　本症は常染色体優性遺伝形式を示す高トリグリセライド血症で，成人からの発症がみられる頻度の高い脂質異常症です。しかし，機序となる原因遺伝子は確認されていません。遺伝素因のない特発性 IV 型高脂血症例も報告されています。

(b) 二次性

糖尿病，メタボリックシンドローム，過食（とりわけ糖質），アルコール飲用が発症要因です。

⑥ HDL の異常

A. 高 HDL コレステロール血症

(a) 一次性

(i) コレステリルエステル転送蛋白（CETP）欠損

　先天性コレステリルエステル転送蛋白（Choresteryl Ester Transfer Protein, CETP）は，HDL のコレステロールを VLDL や LDL に転送することで，HDL や LDL の量と質を調整しますが，これが欠損すると HDL が著しく増加したり，LDL が質的に変化します。その結果，著明な高 HDL コレステロール血症がみられ，血液中のコレステロール増加の原因になります。

(ii) 肝性トリグリセライドリパーゼ欠損症

　まれな疾患です。血液中のトリグリセライド

の値が高いにもかかわらず，HDLコレステロール値が高いのが特徴となっています。

(iii) 長寿症候群

機序は不明ですが，家族性に高HDLコレステロール血症がみられることがあります。長生きの家系に多い症状です。

(b) 二次性

原発性胆汁性肝硬変，アルコール飲用，高コレステロール摂取，抗てんかん薬，ニコチン酸，エストロゲン製剤服用，農薬中毒などが発症要因です。

B. 低HDLコレステロール血症

(a) 一次性

アポA-I異常症，ABCA1遺伝子変異（タンジール病，家族性低HDL血症），LCAT遺伝子変異（家族性LCAT欠損症，魚眼病），家族性無βリポ蛋白血症などです。

(b) 二次性

肝疾患，慢性腎不全，糖尿病，肝性トリグリセライド欠損症を除く高トリグリセライド血症に続発する場合や高糖質食，低栄養，喫煙，運動不足など生活様式に由来するもの，プロブコール，β－ブロッカー，サイアザイド，プレドニン，テストステロン，アルドステロン，プロゲステロン，SU薬などの薬剤によるものなどがあります。

3) 脂質異常症の予後と管理目標

脂質異常症が問題になるのは，その結果として

動脈硬化性疾患を引き起こすからです。したがって脂質異常症の予後は、動脈硬化性疾患の発症頻度をいかに抑えるかという観点から考えることができます。

厚生労働省が実施した大規模疫学的調査である『NIPPON DATA80』では、総コレステロール値が高いほど、虚血性心疾患による死亡率が上昇することが分かっています。このほかの疫学調査でも、HDLコレステロールが低いほど、またトリグリセライドが高いほど、虚血性心疾患の発症率が上昇することが分かっています。そして、こうした調査結果をもとに、脂質異常症の診断基準が決定されています。

また、『NIPPON DATA80』のその後の報告によれば、総コレステロール値、糖尿病や喫煙、高血圧、性別、年齢などの危険因子の組み合せによって、10年間における心血管疾患による死亡率は0.5％未満から10％以上と極めて幅広いものになっています。つまり、脂質異常症という疾病のみで予後が決定されるわけではなく、ほかの危険因子を考慮に入れることも極めて重要となっています。

このような危険因子を考慮した上で、脂質異常症の管理目標値が作成されています。表1－2に示したように、危険因子の数に応じてLDLコレステロールの管理目標値は段階的に決定されています。これは、危険因子の中でもLDLコレステ

ロールの管理が容易であり,かつ大規模臨床試験の結果からも LDL コレステロールの管理の重要性が明確となっているためです。

ただし,HDL コレステロールとトリグリセライドに関しては,脂質異常症における明確なエビデンスがなく,管理目標値を基準値として守るということのみが決められています。今後,HDL コレステロールとトリグリセライドのエビデンス

表1-2 リスク別脂質管理目標値

治療方針の原則	カテゴリー	LDL-C以外の主要冠危険因子※	脂質管理目標値 (mg/dL) LDL-C	HDL-C	TG
一次予防 まず生活習慣の改善を行った後,薬物治療の適応を考慮する	Ⅰ(低リスク群)	0	<160	≧40	<150
	Ⅱ(中リスク群)	1~2	<140		
	Ⅲ(高リスク群)	3以上	<120		
二次予防 生活習慣の改善とともに薬物治療を考慮する	冠動脈疾患の既往		<100		

脂質管理と同時に他の危険因子(禁煙,高血圧や糖尿病の治療など)を是正する必要がある。

※ LDL-C 以外の主要冠危険因子
　加齢(男性≧45歳,女性≧55歳),高血圧,糖尿病(耐糖能異常を含む),喫煙,冠動脈疾患の家族歴,低 HDL-C 血症(<40mg/dL)
・糖尿病,脳梗塞,閉塞性動脈硬化症の合併はカテゴリーⅢとする。

出典:動脈硬化性疾患予防ガイドライン(2007年版)

の蓄積により，新たな管理目標値が決定されるものと思われます。

4）脂質異常症を引き起こさないための食事

脂質異常症は食事との関係が深く，その特徴はLDLコレステロール値，トリグリセライド値が高いということです。

まず，LDLコレステロールの高値は，食事からの飽和脂肪酸およびコレステロールの過剰摂取が原因です。飽和脂肪は，主に肉の脂身（ラード），乳・乳製品（牛乳，バター，チーズ，ヨーグルトなど）に多く含まれる脂肪（常温で固体）です。またコレステロールは，卵の黄身（魚の卵も同様）などに多く含まれます。基本的な食事の注意事項として，LDLコレステロール値が高い人は，鶏卵の摂取を週に1～2個以内，あるいは卵黄を避けるなどの工夫が必要です。

また，ロース肉，バラ肉，ひき肉，ソーセージ，ハンバーグなどは，飽和脂肪酸の多い食材・料理ですので，食べる量や回数を減らす（たとえば，週に1～2回以下），調理の際に肉の脂身を取り除く，あるいは食べる際に脂身を残すなどの工夫が必要です。

一方，植物油に多く含まれる不飽和脂肪酸（常温で液体）の多くは，LDLコレステロールを低下させる方向に働きます。だからといって，油を摂りすぎるとエネルギーの摂りすぎとなります。また植物性とはいってもマーガリン，ショートニ

ングなどに含まれるトランス脂肪酸（常温で固形にするため生成されたもの）は，逆にLDLコレステロールを上昇させる働きがあります。

　トリグリセライドの値が高くなる原因は，主にエネルギーの過剰摂取，とくに炭水化物，アルコール，砂糖入り飲料水，菓子類の過剰摂取が原因となります。なかでも男性に多くみられますが，外で飲んだり晩酌で高カロリーのつまみやおかずを多く摂り，最後に「締め」と称してご飯や麺類を食べてお腹いっぱいにして，時間をあまりおかずに寝てしまうタイプの人は，注意が必要です。

　また砂糖入りのコーヒー，紅茶，清涼飲料水，コーラ，ジュース，スポーツドリンクなどを毎日知らず知らずのうちに飲んで，トリグリセライド値を上げている人もいます。一方，女性に多くみられますが，テレビを見たり，友達と話しながら，無意識のうちに砂糖の多いお菓子を食べるのもトリグリセライド高値の原因です。日常的な運動（30分以上の早歩き，階段の利用など）を行うとともに，上記のような食事の習慣を改めることが重要です。

　なお，魚に豊富に含まれる不飽和脂肪酸（n－3系脂肪酸）は，トリグリセライド値を低下させる働きがありますので，肉中心の人は魚中心の食生活にしましょう。

5）脂質異常症と運動療法
(1) 運動はどのくらい効くのか

脂質異常症に対する非薬物療法の1つに運動療法があります。その効果について検討したこれまでの研究を総括してみると，高コレステロール血症に対して運動療法を行った場合，効果ありと判定できるものは全体の4分の1程度にとどまります。一方，高トリグリセライドや低HDLコレステロールに対しては運動の効果ありとする報告が多く，脂質異常症のパターンにより運動の有効性が異なることは理解しておくべきでしょう。

また，改善の程度については，総コレステロールやLDLコレステロールで4 mg/dL減，トリグリセライドで9 mg/dL減，HDLコレステロールで2 mg/dL増となっており，平均してみるとその効果は極めて限定的と考えるべきです。ただ，改善度においては個人差が大きく，とくに肥満を伴った脂質異常症で減量に成功した場合，多くのケースで著明な改善を認められます。そのためオーバーウエイトの人の場合，食事療法と運動療法をしっかり行うことが重要だと考えられています。

(2) どのくらいの運動量が必要なのか

脂質異常症に限らず，慢性疾患に対する運動療法として推奨されるのは，ジョギングやウォーキングに代表される有酸素運動です。有酸素運動は身体の血行動態にそれほど負担がかからず，安定

して長時間続けることができるので、脂肪をエネルギーとして利用できるとともに、一定のエネルギー消費量が期待できます。近年、健康上のメリットが得られる最低限の運動量について、"1週間当たり○○○○ kcal"という形で議論されることが多くなりました。

たとえば総コレステロール値やLDLコレステロール値を低下させるのに必要な運動量（エネルギー消費量）は1,200kcal/週以上、トリグリセライド値では1,000kcal～1,200kcal/週、またHDLコレステロールを上げるには1,200kcal/週以上の運動量が必要、という値がこれまでの研究では示されてきました。

また、トリグリセライドやHDLコレステロールの改善については量-反応関係が確認されています。すなわち、運動をやればやるほど、その改善度は大きくなるというものです。

ところでアメリカスポーツ医学会の『健康のための運動指針』でも1,000kcal/週の運動量がすすめられています。これらを総合して考えると脂質異常症に限らず、健康上のメリットが得られる最低限の運動量は1,000～1,200kcal/週と考えてよいでしょう。

(3) 運動の種類、強さ、時間、回数

では、これだけのエネルギー消費量をどのような形でこなせばよいのでしょうか？

これまで運動経験のない人が新規に運動療法を

始める場合，ウォーキングがおすすめです。ジョギングとウォーキングの違いは，両足底が地面を離れる瞬間があるかないか（離れる瞬間があるのがジョギング）ですが，ジョギングでは脚への衝撃が大きくなるため整形外科的障害を起こすリスクが高くなり，いきなり始める運動としてはおすすめできません。

　これまで説明したように健康上のメリットを享受するためには，ある程度のエネルギー消費量を確保する必要があり，したがってそれなりの強さで運動することが重要です。ウォーキングは，ダラダラ歩きの散歩とは違いますから，なるべく歩幅を大きくとり，腕を振り，少し息が切れるくらいの速歩を心掛けます。具体的には"すこし息が上がる，でも歩きながら会話はできる"程度を自覚的運動強度の目安とするのがよいでしょう。年齢にもよりますが，こうした運動の場合，心拍数は 100 〜 130/ 分の範囲に納まることが多くなります。もし心拍数が 100/ 分未満の場合には，強度が少し低すぎると考えてよいでしょう。

　たとえば体重 70kg の人が 1 回 30 分，時速 5 km でウォーキングをした場合，この間の消費エネルギーは約 120kcal になります。時速 6 km では約 150kcal になるのでこれを毎日実行したとしても，1 週間でようやく 1,000kcal の運動量が確保できる計算です。ところで時速 6 km は，実際に歩いてみるとかなり"本気"で歩かなくては達成

できない速度です。入門者としてはちょっとハードルが高いかもしれません。

ですから外来患者さんに対しては"時速5kmのウォーキングを少し長め（45分くらい）に毎日やるくらいのつもりで始めて下さい"と説明しています。続けて45分できなければ，午前と午後の2回に分けて行っても構いません。その場合でも効果はほとんど同じです。

なお，この設定はあくまで導入レベルです。慣れてきたら運動時間を60分まで増やしたり，運動強度をもう少し上げるなど，より高いレベルを最終目標とします。"そんなにやるんですか？"と驚かれる方も少なくありませんが，これまでの研究から導き出された"科学的根拠"によれば，運動の効果を得るための目標設定は，一般に認識されているよりかなり高いレベルになっているのです。

6）脂質異常症の薬物療法
(1) 薬の特徴と薬剤選択の基準

脂質異常症における薬の使用は，生活習慣の改善という治療が確立したのちに行う必要があります。そして，患者さん一人ひとりのリスクの高さに応じて，薬物療法の基準を決めていく必要があります。

こうした前提を踏まえた上で，以下に高LDLコレステロール血症，および高トリグリセライド血症＋低HDLコレステロール血症に対する薬物

療法の特徴を述べます。

①高 LDL コレステロール血症の薬物療法

　高 LDL コレステロール血症に対する治療としては，HMG-CoA 還元酵素阻害薬（スタチン）が最もエビデンスがあり，処方の際の第 1 選択となります。スタチンは，細胞内のコレステロール合成を抑制することにより，細胞表面に存在する LDL 受容体の合成を高める作用があるといわれており，最も確実な治療薬と考えられます。

　つぎに有効な治療薬としては，小腸コレステロールトランスポーター阻害薬（エゼチミブ）があります。これは，小腸粘膜細胞表面に存在するコレステロールを特異的に吸収する役割を担う NPC1L1 という蛋白を特異的に阻害するものです。その結果，LDL コレステロールの低下をもたらすことができます。まだ十分なエビデンスがそろっているわけではありませんが，LDL コレステロールの低下作用としては，スタチンと併用することで強力になることがデータからわかっており，LDL コレステロール低下が必須な場合に必要な薬剤です。

　このほかに脂質吸収抑制薬として陰イオン交換樹脂（レジン）があります。大規模臨床試験により治療効果も確認されていますが，服薬コンプライアンスが必ずしもよくないという欠点もあります。

②高トリグリセライド血症＋低 HDL コレステロール血症の薬物療法

高トリグリセライド血症と低 HDL コレステロール血症を一緒にすることに問題がある場合もありますが，主として動脈硬化性疾患予防のためには，この２つを同時に考慮する方が妥当と考えられます。

薬剤としては，フィブラート系薬剤があります。フィブラートは，核内受容体である PPAR αのリガンドとして作用し，リポ蛋白リパーゼ，アポ蛋白 A-I の遺伝子に作用し，トリグリセライドの低下，HDL コレステロールの上昇をもたらします。動脈硬化性疾患の予防が期待され，多くの大規模臨床試験が行われていますが，必ずしも十分なエビデンスが整えられていないのが現状です。最近行われた試験の結果をまとめますと，まず耐糖能異常を伴う脂質異常症の場合，トリグリセライドが約 200mg/dL 以上，HDL コレステロールが 35mg/dL 未満の患者さんには，動脈硬化性疾患予防効果が期待できることが報告されています。

(2) 薬剤使用の際の注意点

薬の使用にあたっても，その基本には生活習慣の改善が求められます。生活習慣の改善なくしては，動脈硬化性疾患予防には十分寄与しませんし，薬剤の本来の効果も発揮しないことは銘記すべきでしょう。

また薬剤の使用に際して，副作用の問題を十分

認識しておく必要があります。よく用いられるスタチンにしてもフィブラートにしても，横紋筋融解症が問題となっています。これは，横紋筋に含まれるCK（クレアチンキナーゼ）/CPK（クレアチンホスホキナーゼ）上昇とともに，ミオグロビンが上昇し腎障害をもたらすものです。しかし，その頻度は低く，スタチンでは0.03％未満とされています。またフィブラートにおける横紋筋融解症の頻度ははっきりしませんが，腎障害のない人での頻度は0.5％未満となっています。

脂質異常症の人では，そのほかの生活習慣病，とくに高血圧などの治療を受けている場合があり，併用薬に伴う副作用増大も念頭に置く必要があります。そのため，併用薬の情報が重要となっています。

7）そのほかのリスクを合併した場合

脂質異常症は動脈硬化の主要な危険因子ですが，個々の患者さんに動脈硬化性疾患が発症するリスクは，その患者さんに合併するそのほかの危険因子の影響を大きく受けます。すなわち脂質異常症のリスクは，単にLDLコレステロール値で決まるのではなく，個々の患者さんの背景（危険因子の数やその程度）により判断され，その管理目標は患者さん一人ひとり異なります。

第一に考えるべきことは，その患者さんに冠動脈疾患があるかどうかです（図1-3）。すでに冠動脈疾患がある場合は，再発予防（二次予防）

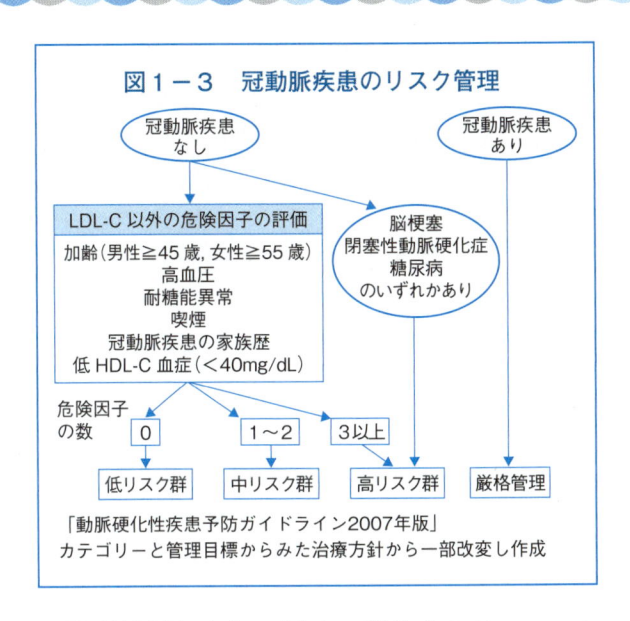

```
図1-3　冠動脈疾患のリスク管理

         冠動脈疾患               冠動脈疾患
          なし                    あり

    LDL-C以外の危険因子の評価     脳梗塞
                                 閉塞性動脈硬化症
    加齢（男性≧45歳, 女性≧55歳）    糖尿病
    高血圧                       のいずれかあり
    耐糖能異常
    喫煙
    冠動脈疾患の家族歴
    低HDL-C血症（<40mg/dL）

    危険因子
    の数    0       1～2      3以上

         低リスク群  中リスク群  高リスク群   厳格管理

    「動脈硬化性疾患予防ガイドライン2007年版」
    カテゴリーと管理目標からみた治療方針から一部改変し作成
```

が管理目標となり，極めて厳格なLDLコレステロール値の管理が必要になります。一方，現時点で明らかな冠動脈疾患がない患者さんでは，動脈硬化性疾患の発症予防（一次予防）が管理目標になります。このカテゴリーには，まだ動脈硬化がない患者さんから，症状はないもののすでに高度な動脈硬化がある患者さんまで，さまざまな患者さんが含まれているものと予想されます。

まず脳梗塞や閉塞性動脈硬化症を有する患者さんと糖尿病を有する患者さんでは，すでに動脈硬化性病変がある，または起きる危険が高いと考え，高リスク群として2番目に厳しく管理

します。それ以外の患者さんでは,加齢(男性45歳以上,女性55歳以上),高血圧,耐糖能異常,喫煙,冠動脈疾患の家族歴,低HDLコレステロール血症を評価します。これらの危険因子を3つ以上有する場合は高リスク群,1つまたは2つ有する場合は中リスク群,危険因子が1つもなければ低リスク群として,この順に厳しく管理していきます。高血圧症と糖尿病を合併する場合は,脂質異常症と同時にそれらもしっかりと管理する必要があります。

8) 脂質異常症の管理と動脈硬化症の予防策

 脳梗塞や心筋梗塞などの重篤な疾患を発症する以前に,早期の動脈硬化症を診断し,さらに脂質異常症をしっかり管理することは,"健康と病気の間の状態"で患者さんを治すという未病医学の考えに一致します。

(1) 動脈硬化の評価

 脂質異常症の患者さんに早期の動脈硬化があるかどうかは,①年齢と性別,②遺伝的背景(家族歴や遺伝子検査),③不健康な生活習慣の有無,④診察所見(角膜輪,黄色腫,アキレス腱肥厚の有無など),⑤非侵襲的検査,により予想します。

 とくに今日では,動脈硬化の程度を患者さんの負担が少ない検査によって正確に評価することができるようになりました。その代表的なものに,頸動脈エコー,心臓足首血管弾性指標(CAVI, Cardio Ankle Vascular Index),FMD(血流依存

性血管拡張反応，flow-mediated dilatation）検査などがあります。

(2) 未病としての低HDLコレステロール血症

高LDLコレステロール血症では，粥状硬化部分にコレステロールの沈着が見られ，動脈硬化巣に沈着しやすい変性LDL（酸化LDLやsmall dense（小粒子）LDL）が増加することがわかっています。さらに高LDLコレステロール血症とは独立して，低HDLコレステロール血症（＜40mg/dL）も動脈硬化を促進するため，注意が必要です。

HDLは末梢組織の過剰なコレステロールを回収して肝臓まで運ぶ，"コレステロール逆転送系"において中心的役割を担っています。つまりHDLコレステロールには動脈硬化の進展を抑制する働きがあります。一次性低HDLコレステロール血症としては家族性LCAT欠損症，タンジール病やアポA-I欠損症・異常症などがありますが，いずれもまれで，二次性として糖尿病，高トリグリセライド血症，薬剤性などに合併するものがよくみられます。

喫煙，運動不足，肥満，また肉類や乳製品などの飽和脂肪酸を多く含む食品の過剰摂取といった生活習慣が，HDLコレステロールを低下させます。

(3) 未病としての高トリグリセライド血症

近年，高トリグリセライド血症（＞150mg/dL）も独立した動脈硬化の危険因子であることがわかってきました。

血清トリグリセライド値が増えると，HDL コレステロール値が減るという逆相関関係があることがわかっています。肥満，糖尿病，メタボリックシンドロームでは，高トリグリセライド血症とそのほかの脂質異常症（レムナント，small dense LDL の増加と低 HDL コレステロール血症）が共存し，さらに動脈硬化を促進するように働いている可能性が示唆されています。摂取エネルギー量，アルコールや炭水化物，脂質の摂取量とその質が，血清トリグリセライド値に大きく影響を及ぼします。

4 脂質異常症の食事療法

血液中の脂質は，主にコレステロールとトリグリセライドからなり，前者は細胞膜骨格を形成し，後者はエネルギー源として利用されます。それぞれ水に溶けないことからリポ蛋白の粒子の中に入って血液中を流れ，全身の組織に配分されています。この脂質の血液中の循環がリポ蛋白代謝とよばれています。

このリポ蛋白代謝が適切に機能しているかどうかが，病気の発症と大きくかかわります。たとえばコレステロールから派生する主な疾病としては動脈硬化症が，またトリグリセライドから派生するものとして肥満，脂肪肝，さらに急性膵炎があげられます。

そのため脂質異常症の食事療法は，この両者を分けて考える必要があり，総摂取エネルギー量の管理，および栄養成分のバランス比が重要となります。

　とくに各食品に含まれるたんぱく質（P, Protein），脂質（F, Fat），炭水化物（C, Carbohydrates）の比率（PFC比）を把握することが重要となり，複数の食品を摂取した際には全体のPFC比を算出することが必要となります。そのためには，100kcalをベースに表示するとわかりやすく，また効果的な食事療法が可能となります。

　（本書では「機能別食品分類表」を巻末に掲載しています。この表は，脂質異常症別の食事メニュー作成の際の食材・食品選択が容易となるよう，視覚的に表したもので，100kcal当たりの重量とPFC比をベースに各種食品を配置しています。下段には，必ず摂取しなければならないたんぱく質を右に，左にはビタミン・ミネラルに富む食品を配置し，また上段にはエネルギー成分である炭水化物を多く含む食品を左に，右に脂質を多く含む食品を配置しています。（P.76参照））

(1) 第Ⅰ段階：減量食

　体重の超過，あるいは過食がみられる場合には，エネルギー制限食から始めます。1日の総摂取エネルギー量は，現在の肥満度を求め，BMI※

※ Body Mass Index（体格指数）。体重（kg）÷（身長（m））^{2}により算出する。標準値は18.5以上，25未満。

が 22 〜 24（kg/m²）前後の標準値であれば，30 〜 35kcal/kg/ 日で設定します。しかし BMI が 25 以上の太り気味あるいは肥満と判定された場合には減量を優先し，1 日の総摂取エネルギー量を 20 〜 25kcal/kg/ 日に制限します。なおいずれの場合も PFC 比は，20：30：50（なるべく高たんぱく質，低炭水化物）とします。

こうすることで通常，LDL コレステロール値は平均で 10mg/dL 低下します。一方，トリグリセライドでは 30 〜 50mg/dL の低下が望めます。後に述べるフォーミュラ食を用いれば，総摂取エネルギー量を 800 〜 1,200kcal/ 日に抑えることも可能で，より効果が出ます。

(2) 第Ⅱ段階：脂質異常症別の食事療法

第Ⅰ段階で，体重をある程度コントロールできても脂質異常症が解消されない場合，あるいは過食がなくても肥満が残る場合には，脂質異常の型別に PFC 比，コレステロール摂取，脂肪酸組成を考慮した食事療法に移ります。

①**高 LDL コレステロール血症・高コレステロール血症（Ⅱ型高脂血症）の場合**

> 診断基準
> 総コレステロール値：220mg/dL 以上，HDL コレステロール値：70mg/dL 以下，トリグリセライド値：200mg/dL 以上，LDL コレステロール値（直説法）：140mg/dL 以上

LDL コレステロールの管理目標値を，動脈硬化予防のためには 120mg/dL 以下，糖尿病保有者では 100mg/dL 以下，冠動脈疾患保有者では 70mg/dL 以下とします。

　総摂取エネルギー量は，30 〜 35kcal/kg ／日に抑えます。つぎに PFC 比では，脂質を抑え，その代わりに炭水化物を増します。通常は 20：25：55 の割合が推奨されます（P.54 参照）。

　また巻末の機能別食品分類表を参照する場合には，下段のたんぱく質，ミネラル・ビタミン類は，十分に確保するようにします。一方，上段に関しては，右の脂質を減らし，左の炭水化物は多めとなります。ただし，糖尿病体質の人の場合，ケーキ，クッキーなどの菓子類や清涼飲料水などの単糖類（果糖），二糖類（砂糖）の多い食品は避け，また主食では玄米，五穀米，そばなどのグライセミックインデックス（GI）の低いものを選ぶようにします。

　下段のたんぱく質の多い食品の中には，脂質の多いものもあります。表では右に行くほど脂肪含有の高いものを配置しているので，より左の食品を摂取するようにします。簡単にいいますと，高コレステロール血症（高 LDL コレステロール血症）の場合には，表の上段，下段ともに，左側に配置される食品を多く選ぶようにしてください。

　なおコレステロール摂取については，原則 300mg/ 日以下とします。ただし，無理な制限を

せずに，たとえば卵であれば週に1～2個の摂取がよいとされますが，卵にはそのほかの栄養成分も含まれていますので，極端な制限はしない方がよいでしょう。このほか脂質の摂取はなるべく制限を原則としますが，オレイン酸を多く含むオリーブ油，キャノーラ油，またエイコサペンタエン酸（EPA），ドコサペンタエン酸（DHA）などのn-3系脂肪酸を多く含むさば，いわし，さんま，さけなどの魚介類や，えごま油などの油類は，コレステロール低下作用がありますので，摂取してよい脂肪酸です。

②**高トリグリセライド血症（軽度・中等度，Ⅳ型高脂血症）**

> 診断基準
> トリグリセライド値：200～400mg/dL，
> HDLコレステロール値：40～50mg/dL以下

　高トリグリセライド血症は，食事療法がもっとも効果的な脂質異常症です。体重の適正化を優先しますが，総摂取エネルギー量は30～35kcal/kg/日とします。食事は高たんぱく質，やや高脂質，そして低炭水化物とするため，PFC比は20：35：45が望まれます。

　機能別食品分類表でいえば，下段のたんぱく質を十分に摂り，さらにビタミン・ミネラル群も十分に摂取した上で，上段の炭水化物では摂取を制

限し，脂質はその分多めに摂取します。ですから上段は，右側に寄った食品選択となります。なお炭水化物は，なるべくGIの低いものを選びます。

脂肪酸では，オレイン酸，EPA，DHAはトリグリセライドを減らしインスリン感受性を高める作用や，抗炎症作用的にも働くことから，摂取することが推奨されます

また，この低炭水化物・高たんぱく食は，いわゆるメタボリックシンドロームや2型糖尿病の人の減量，インスリン感受性改善にも効果があります。

③高LDLコレステロール血症＋高トリグリセライド血症（Ⅱb，Ⅲ型高脂血症）

> 診断基準
> LDLコレステロール値：140～200mg/dL，
> トリグリセライド値：150～300mg/dL

高LDLコレステロール血症に加えて，炭水化物の過剰摂取，糖尿病，耐糖能低下を合併した場合には，①と②の脂質異常症の中間的治療を行うことになります。

基本的には，総摂取エネルギー量を制限した食事となり，体重のコントロールを最優先します。機能別食品分類表では，下段のたんぱく質，ビタミン・ミネラルを含んだ食品を十分に摂った上で，上段の炭水化物，脂質のエネルギー総量を制限します。PFC比は20：30：50を目安に炭水化物，

脂質食品を選択します。

④高度高トリグリセライド血症（Ⅰ型高カイロミクロン血症，あるいはⅤ型高脂血症）

> 診断基準
> トリグリセライド値：700 - 1,000mg/dL ～ 5,000mg/dl

　脂質異常症の中でも高度高トリグリセライド血症は，急性膵炎を発症する危険性があり，すぐに低下させる必要があります。放置すると，多臓器不全で死亡する場合もあります。トリグリセライド値がこのように高くなるのは，体質としてトリグリセライドの分解酵素であるリポ蛋白リパーゼの機能低下に加え，肥満，アルコール飲料の摂取，また糖尿病のコントロール不良などがその背景にあります。

　短期的には，脂肪制限食を原則とし，1日当たりの脂質摂取量は 10g に抑えます。もしトリグリセライド値が 10,000mg/dL を超える場合には，絶食します。長期的には，当然のことながら肥満の改善，アルコール飲料の摂取制限，糖尿病血糖改善が基本です。

　なお，リポ蛋白リパーゼの異常症では，脂肪の摂取制限が原則で PFC 比は 20：15：65 としますが，中鎖脂肪酸トリグリセライドを1日当たり 10 ～ 20g 摂取することで，症状改善に有効に作

用したケースもあります。

5 Q&A

1）なぜ脂質異常症の予防が，また動脈硬化症の予防が大切なのですか？

動脈硬化症は脳梗塞，脳出血，心筋梗塞，末梢動脈疾患などの循環器病の原因となる未病状態です。現在，日本では循環器病はガンに次いで多い死亡原因となっています。また一命をとりとめたとしても，寝たきりなどで介護や医療を受ける確率が高く，多額な医療費，介護費，人手を使うことになります。この循環器病を引き起こす最大の危険因子が動脈硬化症といわれており，さらに動脈硬化症と脂質異常症との密接な関係が指摘されています。つまり脂質異常症を予防することが，動脈硬化，循環器病を予防し，ひいては健康寿命を延ばすことにつながるのです。

2）メタボリックシンドロームとはどんな意味ですか？

日本では肥満，特に内臓脂肪型肥満に，高血圧，糖尿病，脂質異常症（高コレステロール血症をのぞく）を2つ以上合併したものを，メタボリックシンドロームと呼びます。この病態は血管傷害因子が進展因子となり，動脈硬化を進めます。

3）動脈硬化の予防に大切な条件にはどんなことがありますか？

未病には，肥満，喫煙，運動不足，メタボリックシンドロームなど，自分の自覚により生活習慣を変えることで改善できる未病1と，脂質異常症，高血圧，糖尿病など保険診療も可能な未病2があります。自分が主治医という自覚をもって行動を変えることや，改善しない部分を薬物で補うという心掛けが大切です。動脈硬化や循環器病の病態を勉強して，納得したうえで以下の養生法を実践することが大切です。

① 動脈硬化性疾患予防の基本は生活習慣を改善すること。

② タバコは吸わない。酒1合は最も長命，酒3合以上は医療費がかかる。

③ 食生活では摂取エネルギー量，摂取脂肪量，食塩量を適正に保つ。

④ 個々の状況に応じた適度な運動（身体活動），たとえば有酸素運動（6,000歩以上／日の歩行など），ストレッチ運動などを日常的に行う。

⑤ 体重は適正体重を保つ。BMI 25kg/m² 未満で20歳時体重±10%以内を保持する。

4）脂質異常症の治療食での注意にはどんなことがありますか？

　脂質異常症の治療食では以下の4点に注意します。

① LDLコレステロール，トリグリセライド，HDLコレステロールの値を是正します。バランスよく多品目の食品を選んだ摂取エネルギー量制限（標準体重1kg当たり活動量に応じ25

〜35kcal，たんぱく質20%，脂質30%，炭水化物50%）を実行し，食事には脳が満腹だと認識するのに必要な20分以上の時間をかけ，就寝前の食事や間食をやめます。

②トリグリセライド値が高いIIb，IV型高脂血症では，単糖類の摂取量を1日30g以下（20gの果物を含む）とし，アルコールはできれば禁酒とします。カイロミクロンが出現するV型高脂血症では脂肪制限を行い，脂質の摂取比率は15%以下とします。800〜1,300kcal糖尿病食を2週間持続すれば，ほとんどの高トリグリセライド血症は正常化します。

③高LDLコレステロール血症では，飽和脂肪酸の多い動物性脂肪の摂取量を全脂質の30%に制限します。またコレステロールを多く含む卵類などの摂取も減らします（300mg以下）。一方，繊維成分の多い海藻類，野菜，キノコ，果物は十分に摂取します（25g/日以上）。また摂取エネルギー量の制限も有効です。

④脂質異常症に伴う動脈硬化の進行を考慮し，酸化を防ぐための抗酸化食としてビタミンCやE，ポリフェノール，β-カロテンなどが豊富な野菜を摂取するようにします。また，たまねぎやにんにく，EPA・DHAを含む魚などの血栓予防に効果がある食材を適切に付加します。食塩制限は血圧に応じ6〜9g/日，飲酒は1合以内として血圧管理をします。

5）脂質異常症の治療で食事療法以外にどのようなことが大切ですか？

　脂質異常症の治療の目的は，動脈硬化症や循環器病発症の予防にあります。ですから脂質異常症では動脈硬化指数に着目し，LDL コレステロールと HDL コレステロールの比（L/H 比）が2以上となる高 LDL コレステロール血症での薬物治療も必要となります。HDL コレステロールが相対的に低い原因には，①トリグリセライドの値が高い，②動脈硬化が進んだ状態や循環器病発症患者，③喫煙や糖尿病で糖化蛋白が増え酸化が進み，血管を柔らかくし広げる作用のある血管内皮細胞による一酸化窒素（NO）の産生が低下，④昇圧因子が高値で細小抵抗血管の収縮が強い高血圧，⑤内臓脂肪型肥満を含むストレス状態，⑥運動不足，などが含まれます。

　HDL コレステロールの値が低い状態は，動脈硬化を進めるだけでなく，動脈硬化が進んだ状態であることも意味します。したがって，心筋梗塞，脳卒中の発症リスクが高い状態であるといえます。そのため，禁煙，血圧や血糖の管理，肥満是正，ストレス解消，有酸素運動，血栓予防・抗酸化食材の摂取，また血管拡張や末梢血流改善を図る予防治療薬の服用などが有効となります。

II章

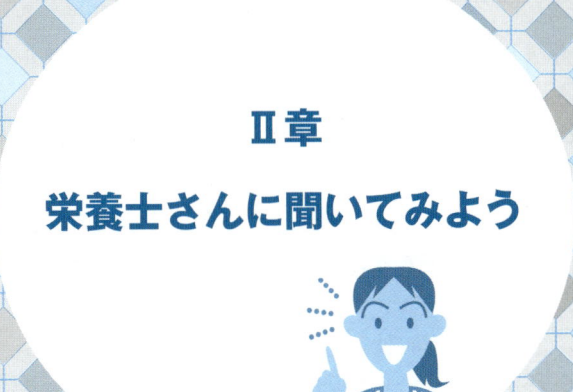

栄養士さんに聞いてみよう

1 上手な治療食の実践方法

　治療食を実践する上で大切なことは，五大栄養素（たんぱく質，脂質，炭水化物，ビタミン，ミネラル）をいかにバランスよく摂取するかにあります。

1）バランスのよい食事

　食事は食品の組み合わせです。そこで食事を美味しく，しかも栄養バランスよく簡単に実践する方法として，まずたんぱく質，ビタミン，ミネラルを十分に確保し，その上でエネルギー成分としての脂質，炭水化物を適宜，適量摂取するようにします。つまり，「おかず（主菜・副菜）」と「主食」をバランスよく組み合わせて摂取する方法です。

（1）おかずでたんぱく質，ビタミン，ミネラルを摂取

　古くは「御加数（おかず）」と書き，食品の数を多く組み合わせることで，たんぱく質，ビタミン，ミネラルを摂取するための健康に役立つ献立をいいます。おかずはさらに，主菜，副菜に分け，栄養バランスを考え選択できるようにします。副菜はさらに野菜，果物，乳製品に分けられます。

①主菜：たんぱく質を多く含む食材（魚，大豆製品，肉，卵）を使った献立を考えましょう。
　主菜の魚類，肉類のエネルギー源はたんぱく質と脂質です。100kcal 当たりでたんぱく質と脂質を考えると，脂質が多いとたんぱく質が少な

くなり，食品重量は小さくなります。逆に，たんぱく質が多いと脂質は少なくなり，食品重量は大きくなり，量（カサ）が増します。主菜の食品や一品料理に占めるたんぱく質の比率は，100kcal 当たりで 25％以上を食材選択の目安とします。

②副菜：副菜に使用される主な食材は野菜です。野菜のエネルギー源の多くは炭水化物です。また含まれるビタミンやミネラルによって緑黄色野菜と淡色野菜に分けて使用します。厚生労働省は緑黄色野菜を，「可食部 100g 当たりのカロテン含量 600μg 以上の野菜」と定義しています。緑黄色野菜の 1 日の摂取量の目安は 25kcal（100〜130g）です。またミネラルではカリウム，カルシウム，マグネシウム，鉄，ビタミン A，B_1，B_2，C などが多く含まれます。一方，淡色野菜は，緑黄色以外の野菜とし，栄養成分は緑黄色と同じですが，ビタミン，ミネラルの含量は少し低くなっています。

　1 日に使用する野菜の目安は，100kcal（350〜400g）です。野菜は，食品重量当たりの水分が多く，エネルギー量（熱量）が低いので食事の微妙な味覚を際立て，ボリューム感のある食事が演出できます。また栄養成分では食物繊維が多く，主食，主菜で不足する栄養成分の多くは，副菜で使用する野菜，また海藻，キノコから補給できますので，おおいに活用してくだ

さい（「逆引き成分表」P.141 参照）。

(2) 主食とは

エネルギー成分を主に含むのが従来の「主食」ですが，後で述べるように主食は総摂取エネルギー量を調節する際の最も重要な因子です。通常は，1日に必要な食事量（エネルギー量）の約1/2を主食から摂取するようにしましょう。主食の食材には米，小麦，大麦，雑穀が含まれます。また，いも類も同様に多くの炭水化物を含んだ食材です。食習慣上毎日ごはんと同様に沢山摂取するときは主食と考えます。なお，甘味性糖質（砂糖やはちみつなど）を主食に使用する場合には1日大さじ1杯（50 kcal）以内を目安とします。

2 脂質異常改善と動脈硬化予防のための基本食

脂質異常症の改善と動脈硬化症の予防食を考える場合，栄養学上，食品選びのための目標は以下の5つにまとめることができます（図2-1参照）。

① LDL コレステロールを低下させる

図2-1　脂質異常是正要因と食事構成成分

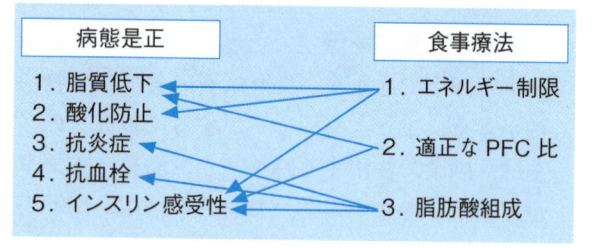

病態是正	食事療法
1. 脂質低下	1. エネルギー制限
2. 酸化防止	
3. 抗炎症	2. 適正な PFC 比
4. 抗血栓	
5. インスリン感受性	3. 脂肪酸組成

②酸化反応を抑える
③炎症反応を抑制する
④血栓形成を抑制する
⑤インスリン感受性の向上

これらの基本となる食品選択では,実際には,摂取エネルギー量の制限,適正なPFC比,適切な脂肪酸組成の選択,の3要因を考えることになります。ここでは,脂質異常症の改善のための献立作成について解説します。

まず,脂質異常症の診断を受けた人の多くは過食,肥満状態にあります。そこで食事療法を始めるにあたり,まず摂取エネルギー量を制限した基本食を実行し(第Ⅰ段階),その上で脂質異常症のタイプに応じた組成を変えた献立を作成します(第Ⅱ段階)。

1) 第Ⅰ段階:エネルギー制限基本食(減量または適正体重維持のための摂取エネルギー量)

(1) 摂取エネルギー量について

まず一人ひとりの1日当たりの適正な摂取エネルギー量を算出します。通常は,以下の方法で算出します。

適正摂取エネルギー量＝
標準体重1kg当たり×25〜30(kcal)
(なお標準体重は身長(m)×身長(m)×22で算出)

たとえば身長170cm(＝1.7m)の人の場合,

適正体重は以下のようになります。

1.7 × 1.7 × 22 = 63.6kg

現体重を維持するのに必要な1日当たりの摂取エネルギー量は、体重1kg当たり約30kcalとなります。しかし標準体重をオーバーしていて、減量を行う必要がある場合、摂取エネルギー量は体重1kg当たり25kcalとし、この場合の1日の摂取エネルギー量は以下のように求められます。

63.6kg（標準体重）× 25kcal = 1,590kcal

つまり、身長170cmの人で減量が必要な場合（たとえばBMI 25以上（P.37参照）、あるいは腹囲が男性で85cm以上、女性で90cm以上）、1日当たりの摂取エネルギー量は約1,600kcalとなります。

(2) たんぱく質、脂質、炭水化物（糖質）の適正摂取（PFC比の適正化）

食事の基本はたんぱく質、ビタミン、ミネラルを十分に摂ることであり、そうなると摂取エネルギー量のうち、適正なたんぱく質（P：Protein）、脂質（F：Fat）、炭水化物（糖質）（C：Carbohydrates）の摂取比率（PFC比）は通常、以下のようになります。

たんぱく質：20％（獣鳥肉よりも魚肉・大豆製品から多く摂取する）

脂肪：30％（獣鳥肉の脂質よりも魚・大豆製品から多く摂取する）

炭水化物：50％（単糖類(果糖)または二糖類(砂

糖）を避け，玄米，五穀米，そばなどグライセミックインデックス（GI）の低いものにする）

(3) コレステロール制限

コレステロールの1日当たりの摂取量を300mg以下とします。なお卵の摂取は週に1〜2個がよいとされますが，卵にはそのほかの栄養成分も含まれていることから，極端な制限はしない方がよいでしょう。

(4) 適正な脂肪酸の摂り方

脂質には，肉類・乳製品に多く含まれる飽和脂肪酸（肉・乳製品の脂肪に多い）と，背の青い魚（さば，いわし，さんまなど）や大豆製品，植物性の油に多く含まれる不飽和脂肪酸があります。このうちDHA，EPAなど背の青い魚に多く含まれるn−3系脂肪酸はコレステロールを下げる働きがありますから，魚は1日1回，主菜として摂るようにしましょう。

また調理に使用する油では，コレステロールを下げる作用のあるオレイン酸（n−9系脂肪酸）を多く含むオリーブ油やキャノーラ油などを使用しましょう。

表2−1に1,400kcalから2,000kcalまでの基本食のPFC比を示します。

2）第Ⅱ段階

第Ⅰ段階の摂取エネルギー制限食を実行しても，脂質異常症の改善が見られない場合には，以下のようにそれぞれの病態別に栄養素配分を変え

表2−1 適正な体重維持のための基本治療食

1日の総摂取エネルギー量(kcal)	たんぱく質			脂　質			炭水化物		
	kcal	%	g	kcal	%	g	kcal	%	g
1,400	280	20	70	400	29	44	720	51	180
1,600	300	19	75	500	31	56	800	50	200
1,800	300	17	75	550	30	61	950	53	237.5
2,000	320	16	80	600	30	67	1,080	54	300

ます。
(1) 高LDLコレステロール血症が持続する場合（Ⅱ型高脂血症）の治療食

　高LDLコレステロール血症の改善が見られない場合は，以下の手順で食事の栄養素構成を変更します。

① BMI（P.37参照）が標準値の22〜24前後であれば摂取エネルギー量は，30〜35kcal/kg/日で設定します。もし肥満がある場合は減量優先とし20〜25kcal/kg/日とします。

② 摂取エネルギー量のPFC比は，脂質を減らし，その分，炭水化物を増やした，たんぱく質20％，脂質25％，炭水化物55％とします（表2−2参照）。巻末の機能別食品分類表では，下段のたんぱく質，およびビタミン・ミネラル類を十分に摂取し，一方，上段では右側の脂質を減らし左の炭水化物を多めに摂取します。な

表2−2 高 LDL コレステロール血症（Ⅱ型高脂血症）が継続する場合の治療食

1日の総摂取エネルギー量(kcal)	たんぱく質			脂　質			炭水化物		
	kcal	%	g	kcal	%	g	kcal	%	g
1,400	280	20	70	350	25	39	770	55	192.5
1,600	300	19	75	400	25	44	900	56	225
1,800	300	17	75	450	25	50	1,050	58	262.5
2,000	320	16	80	500	25	55	1,180	59	295

①脂質制限の強化（エネルギー比率脂肪は 25％以下）
②コレステロール 300mg/ 日以下
③S：M：P比＝3：4：3（S：飽和脂肪酸，M：一価不飽和脂肪酸，P：多価不飽和脂肪酸）

お，糖尿病体質の人の場合，炭水化物は単糖類（果糖・ブドウ糖），二糖類（砂糖）は避け，GI の低いものにします。
③たんぱく質，脂質については食品中の飽和脂肪酸とコレステロールの量を確認しましょう。機能別食品分類表では右にいくほど脂肪含有の高いものになるので左寄りの食品を摂取します。また，卵の摂取は週に1～2個がよいとされますが，極端に制限しない方がよいでしょう。乳製品は1日合計 100kcal とします。油はオリーブオイルなどオレイン酸を多く含んだものを使用しましょう。
このほか，マーガリンやショートニングを使っ

た洋菓子はできるだけ控えましょう。これは、マーガリン、ショートニングにはトランス脂肪酸が多く含まれており、トランス脂肪酸を多く摂取するとLDLコレステロールが上昇しやすく、心筋梗塞のリスクが高くなるといわれているためです。

(2) 高トリグリセライド血症が持続する場合（軽度・中等度、Ⅳ型高脂血症）の治療食

高トリグリセライド血症に改善が見られない場合には、以下の手順で治療食を変更します。

① BMIが標準値の22～24であれば摂取エネルギー量は、30～35kcal/kg/日で設定し、もし肥満がある場合は減量優先とし20～25kcal/kg/日とします。なお、減量の効果を顕著に上げるにはフォーミュラ食の利用も有効です。

② 摂取エネルギー量のPFC比は、脂質を上げ、炭水化物を下げ、たんぱく質20％、脂質35％、炭水化物45％とします（表2－3参照）。機能別食品分類表では、下段のたんぱく質、ミネラル・ビタミン類は十分に確保します。上段のエネルギー成分では摂取エネルギー量を制限するため、炭水化物（糖質）の摂取を控え、脂肪はその分多めに摂ります。そのため脂質は右寄りの食品となります。炭水化物は単糖類（果糖・ブドウ糖）、二糖類（砂糖）は避けるとともに、GIの低いものを選びます。

③ たんぱく質は飽和脂肪酸とコレステロールの量を確認しましょう。右寄りの食品ほど脂肪含有

表2-3 高トリグリセライド血症（軽度・中等度，Ⅳ型高脂血症）の治療食

1日の総摂取エネルギー量(kcal)	たんぱく質 kcal	%	g	脂質 kcal	%	g	炭水化物 kcal	%	g
1,400	280	20	70	500	36	55	620	44	150
1,600	300	19	75	550	34	60	750	47	180
1,800	300	17	75	650	36	70	850	47	213
2,000	320	16	80	700	35	80	980	49	220

①アルコールは禁止
②炭水化物の制限
③単糖類の制限　果物は100kcal/日
④食後高脂血症，それに伴う低HDLコレステロール血症の治療食も同じ。

量が高くなるので左寄りの食品を選択します。
④アルコールはトリグリセライドの上昇を招くので禁酒とします。

(3) 高LDLコレステロール血症と高トリグリセライド血症が持続する場合（Ⅱb，Ⅲ型高脂血症）の治療食

　高LDLコレステロール血症と高トリグリセライド血症が持続する場合には，上記の2つの脂質異常症向け治療食の中間的食事を実施します。
①基本は摂取エネルギー量の制限です。BMIが標準値の22～24であれば，摂取エネルギー量は30～35kcal/kg/日に設定します。もし

表2−4　高LDLコレステロール血症と高トリグリセライド血症（Ⅱb，Ⅲ型高脂血症）が持続する場合の治療食

1日の総摂取エネルギー量(kcal)	たんぱく質 kcal	%	g	脂質 kcal	%	g	炭水化物 kcal	%	g
1,400	280	20	70	400	29	44	720	51	180
1,600	300	19	75	500	31	56	800	50	200
1,800	300	17	75	550	30	61	950	53	237.5
2,000	320	16	80	600	30	67	1,080	54	300

①基本は摂取エネルギー量の制限

　肥満が認められる場合は，減量優先とし20〜25kcal/kg／日とします。

②摂取エネルギー量のPFC比は，たんぱく質20％，脂質30％，炭水化物50％を目安にします（表2−4参照）。

③機能別食品分類表では，下段のたんぱく質，および野菜類からビタミン・ミネラルを十分に摂取したうえで，上段のエネルギー成分の摂取総量を制限します。

（4）高カイロミクロン血症あるいは高度高トリグリセライド血症（Ⅰ型あるいはⅤ型高脂血症）が持続する場合の治療食

　高カイロミクロン血症あるいは高度の高トリグリセライド血症が持続する場合には，以下の手順

表2−5 高カイロミクロン血症・高度高トリグリセライド血症（Ⅰ型あるいはⅤ型高脂血症）が持続する場合の治療食

1日の総摂取エネルギー量(kcal)	たんぱく質			脂　質			炭水化物		
	kcal	%	g	kcal	%	g	kcal	%	g
1,400	280	20	70	200	14	20	920	66	230
1,600	300	19	75	230	14	25	1,070	67	270
1,800	300	17	75	250	14	30	1,250	69	310
2,000	320	16	80	300	15	30	1,380	69	350

①脂質の制限

で治療食の変更を行います。
①短期的には脂質の摂取制限を行います。1日当たりの総摂取量は 10g が原則です。
②長期的には摂取エネルギー量に占める脂質の比率を 15％に抑えます（表2−5参照）。
③機能別食品分類表では，下段のたんぱく質から食品を選択する際には，脂肪の割合の少ないものを選びましょう。
④調理法では，揚げものは避け，「蒸す・焼く・煮る」を調理の中心とします。
⑤ドレッシングはノンオイルのものを使いましょう。
⑥中鎖脂肪酸トリグリセライドを1日 10 〜 20g 摂取すると有効な場合もあります。

3 食事療法のすすめ方

　食事療法を実践するには患者さんを中心に家族，そして医師や栄養士などの医療スタッフの心強いサポートが必要です。

〈医師〉

　医師は，まず，患者さん一人ひとりの状況に応じ，1日に必要な食事量（総摂取エネルギー量），つぎに必要なたんぱく質量，そして炭水化物量，脂質量を指示します。また患者さんに対し，食事を含めた生活指導がなぜ必要かを説明することも大切です。

〈栄養士・管理栄養士〉

　医師の指示を受け，患者さんの生活環境を考え，1日に摂取する食品やその量，朝食，昼食，夕食などにどの程度を摂取するかなどの食事相談を行います。また，患者さんにとって食事療法がつらい場合は励ましてあげることも大切です。

〈看護師・保健師〉

　生活指導全般にわたってきめ細かにサポートします。

〈薬剤師〉

　薬物療法を行っているときいろいろなサポートをします。

〈患者〉

　食事療法を実践する主役です。家族まかせにしないで，常に医師から指示された内容を実践する

強い意志と行動力が要求されます。よく協力者まかせの患者さんがいますが、これはいけません。栄養士から教えてもらった食品や量で、美味しく食べられるように想像力と探究心を働かせるようにしましょう。生活指導実践に取り組む強い意志と行動力を持つようにしましょう。

〈家族〉

患者さんを常に励まし、支える強いサポーターです。美味しい献立や外食の上手な利用法なども患者さんとともに考えるようにします。

4 酸化防止に役立つ栄養成分と食品

食品に含まれる栄養成分には、抗酸化成分・作用を持つものがあります。主要なものとしては、ビタミンC、ビタミンE、β-カロテン、リコピン、ポリフェノールがあります。ビタミンC、ビタミンE、β-カロテンについては、「日本人の食事摂取基準2010」(以下、食事摂取基準) および「日本食品標準成分表2010」(以下、食品成分表) に値が公表されていますので、参照してください。以下に抗酸化成分について説明します。

(1) ビタミンC

ビタミンCは、野菜類や果実類に多く含まれ、これらから摂取することが基本となっています。なお野菜に含まれるビタミンCは、加熱調理により43％が損失するとされています（食品成分

表2010:野菜ゆで83食品の平均値)。

　また喫煙者および受動喫煙者は，非喫煙者よりもビタミンCの必要量が高いため，推奨量以上に摂取することが推奨されています。ただし，いわゆるサプリメント類からの1g/日以上の量を摂取することは推奨されません。耐容上限量は，策定するデータが十分でないため策定されていません。

(2) ビタミンE

　ビタミンEは，8種類の同族体があり，血液および組織に存在する大部分はα-トコフェロールです。そのため，食事摂取基準では，ビタミンEはα-トコフェロールを指標にしています。α-トコフェロールを多く含む食品には，油脂類，種実類，煎茶（茶葉），抹茶，魚卵，卵などがあります。耐容上限量は，健康な男性（体重62.2kg）800mg/日を基準として体重比で策定されています。

(3) β-カロテン

　β-カロテンは，動植物に含まれるカロテノイド色素の1つで，体内で脂溶性ビタミンのビタミンAに変化します。食品由来のβ-カロテンのビタミンAとしての生体利用率は，1/12，またサプリメントの油溶化β-カロテンは，生体利用率が1/2となっています。β-カロテンは，のり，わかめなど海藻類，緑黄色野菜類に多く含まれています。β-カロテンの過剰障害は知られていま

せん。
(4) リコピン

リコピンはβ-カロテンと同様にカロテノイド色素の1つであり，トマト，トマト製品に多く含まれています。β-カロテンよりも抗酸化作用が強いことが知られています。

(5) ポリフェノール

ポリフェノールは，植物に含まれる色素（アントシアン，フラボノイド）や苦み（あく：タンニン，クロロゲン酸など）などの成分です。フラボノイドの1種であるイソフラボンは大豆・大豆加工品などに，またタンニンは茶などに含まれています。食事摂取基準には値がありませんが，食品成分表には一部の食品（ココアなど）について備考欄にタンニン含有量が記載されています。

(6) カテキン

カテキンはポリフェノールの1種で，茶，ワイン，ブルーベリーなどに多く含まれています。

【参考文献】

文部科学省科学技術・学術審議会資源調査分科会『日本食品標準成分表2010』全国官報販売共同組合，2010

日本人の食事摂取基準策定検討会『日本人の食事摂取基準2010』第一出版，2010

玉虫文一・富山小太郎他編集『岩波理化学事典』岩波書店

5 脂質異常症改善を中心とした動脈硬化予防の食事例

ここでは，脂質異常症の改善を中心とした動脈硬化予防のための具体的な食事例を紹介します。

1）摂取エネルギー量の配分

摂取エネルギー量を，たんぱく質，脂質，炭水化物に配分してみましょう。

まず，たんぱく質については標準体重1kg当たり1.2gを確保します。さらにビタミン，ミネラル，食物繊維を豊富に含む野菜を，両手いっぱい分の400g以上（＝100kcal）を加え，その残りの摂取エネルギー量を炭水化物（糖質）と脂質で補うようにします。

たとえば身長170cm，体重72kgの人の場合，P.52で算出したように，適正体重は63.6kgとなりますから，減量が必要です。減量が必要な場合の摂取エネルギー量は，標準体重1kg当たり25kcalですので，1日の総摂取エネルギー量は以下のようになります。

　63.6（kg）× 25（kcal）＝ 1,590（kcal）

つまり1日当たりの摂取エネルギー量は1,600kcalとなります。さらに1日当たりで必要となるたんぱく質摂取量は以下のようになります。

　標準体重（63.6）× 1.2（g）＝ 76.3（g）

たんぱく質，炭水化物は1g当たり4kcalのエネルギー量となりますから，これは305kcalに相当します。そして残りの1,300kcalを脂質と炭水

基本治療食

1日の総摂取エネルギー量(kcal)	たんぱく質			脂　質			炭水化物		
	kcal	%	g	kcal	%	g	kcal	%	g
1,400	280	20	70	400	29	44	720	51	180
1,600	300	19	75	500	31	56	800	50	200
1,800	300	17	75	550	30	61	950	53	237.5
2,000	320	16	80	600	30	67	1,080	54	300

化物（糖質）で補うことになります。上の表に摂取エネルギー量ごとの標準的なたんぱく質, 脂質, 炭水化物の配分を示します（「基本治療食」を参照）。

　また巻末に掲載した機能別食品分類表で見ますと, まず下段の魚介類, 肉類などの「筋肉成分（たんぱく質を多く含む食品）」, および下段左の野菜類・海藻, キノコ, こんにゃくなどの「代謝を活発にする成分（ビタミンA・Cを多く含む食品, 食物繊維を多く含む食品）」から十分に確保します。そのつぎに, 上段の「エネルギー成分」からエネルギー量（カロリー）を制限しながら食品を選ぶことになります（機能別食品分類表の詳しい見方, 使い方についてはP.76を参照してください）。

2）食品の選び方

　巻末の機能別食品分類表では, 食品を栄養成分含有量により「筋肉成分」「代謝を活発にする成

分」「エネルギー成分」の3群に分けています。また各食品には100kcal当たりの分量，および含まれるたんぱく質（P），脂質（F），炭水化物（C）の割合を表示しています。そのため，どの食品をどれだけ摂取すると，摂取エネルギー量がどれだけになるのか，またカロリーベースでどれだけのたんぱく質，脂質，炭水化物を摂取したのかがわかるようになっています。

　また，表2－6から表2－9に示す食品分類別の摂取量は1日平均の摂取量で考えています。これらの表に従って食品を選ぶ際の基準を説明します。

①まず，たんぱく質を多く含む食品を選びます。たんぱく質（魚介類・肉類）については，脂肪の多いものと少ないものに分類し，さらに含まれる脂肪酸種にも考慮します。たとえば肉類に含まれる脂肪酸は飽和脂肪酸とよばれコレステロールを増やします。一方，魚に含まれる脂肪酸は不飽和脂肪酸とよばれ，LDLコレステロールを下げる働きがあります。図2－2に脂肪の少ない魚・多い魚，図2－3に脂肪の少ない肉・多い肉の一覧を掲載します。この2つの図を参考にしながら，たんぱく質を多く摂取する場合には，脂肪の少ない魚・少ない肉を，また脂質を多く摂取する場合には，摂取エネルギー量が過剰にならないよう注意しながら，脂肪の多い魚を摂取するようにします。なお，脂肪の多い

表2-6 1,400kcal 食の食品分類別摂取量

食 品	群別摂取量 (g)	摂取エネルギー量 (kcal)	PFC (kcal) たんぱく質	脂 質	炭水化物
魚介類（脂肪多）	20	50	15	35	0
魚介類（脂肪少）	80	100	70	30	0
肉類（脂肪多）	20	50	15	35	0
肉類（脂肪少）	35	50	30	20	0
卵・チーズ類	35	50	20	30	0
大豆・大豆製品	150	100	30	50	20
牛乳・乳製品	150	100	30	20	50
野菜類	400	100	20	0	80
穀類	300	500	50	0	450
果実類	200	100	0	0	100
油脂類	20	200	0	200	0
合計 (kcal)		1,400	280	420	700
PFC 比 (%)		100%	20%	30%	50%

表2-7 1,600kcal 食の食品分類別摂取量

食 品	群別摂取量 (g)	摂取エネルギー量 (kcal)	PFC (kcal) たんぱく質	脂 質	炭水化物
魚介類（脂肪多）	40	100	30	70	0
魚介類（脂肪少）	80	100	70	30	0
肉類（脂肪多）	20	50	15	35	0
肉類（脂肪少）	35	50	30	20	0
卵・チーズ類	35	50	20	30	0
大豆・大豆製品	150	100	30	50	20
牛乳・乳製品	150	100	30	20	50
野菜類	400	100	20	0	80
穀類	360	600	60	0	540
果実類	200	100	0	0	100
油脂類	25	250	0	250	0
合計 (kcal)		1,600	305	505	790
PFC 比 (%)		100%	20%	30%	50%

表2-8　1,800kcal 食の食品分類別摂取量

食　品	群別摂取量 (g)	摂取エネルギー量 (kcal)	PFC (kcal) たんぱく質	脂 質	炭水化物
魚介類（脂肪多）	40	100	30	70	0
魚介類（脂肪少）	80	100	70	30	0
肉類（脂肪多）	20	50	15	35	0
肉類（脂肪少）	35	50	30	20	0
卵・チーズ類	35	50	20	30	0
大豆・大豆製品	150	100	30	50	20
牛乳・乳製品	150	100	30	20	50
野菜類	400	100	20	0	80
穀類	450	750	75	0	675
果実類	200	100	0	0	100
油脂類	30	300	0	300	0
合計 (kcal)		1,800	320	555	925
PFC 比 (%)		100%	18%	31%	51%

表2-9　2,000kcal 食の食品分類別摂取量

食　品	群別摂取量 (g)	摂取エネルギー量 (kcal)	PFC (kcal) たんぱく質	脂 質	炭水化物
魚介類（脂肪多）	20	50	15	35	0
魚介類（脂肪少）	80	100	70	30	0
肉類（脂肪多）	20	50	15	35	0
肉類（脂肪少）	35	50	30	20	0
卵・チーズ類	35	50	20	30	0
大豆・大豆製品	150	100	30	50	20
牛乳・乳製品	150	100	30	20	50
野菜類	400	100	20	0	80
穀類	540	900	90	0	810
果実類	200	100	0	0	100
油脂類	40	400	0	400	0
合計 (kcal)		2,000	320	620	1,060
PFC 比 (%)		100%	16%	31%	53%

図2-2 脂肪の少ない魚・多い魚

脂肪が少ない魚		脂肪が多い魚	
25	50	75	(%・kcal)
みなみまぐろ赤身生 (1)	まあじ生 (27)	さわら焼き (50)	
たら (2)	ひらめ養殖生 (28)	きんめ鯛 (53)	
きす (4)	まあじ焼 (29)	あなご (55)	ぎんだら生 (75)
かつお春獲生 (4)			さんま生 (75)
ふぐ生 (5)	かんぱち生 (31)	まさば生 (56)	とろ・くろまぐろ (75)
びんながまぐろ生 (6)	べにざけ焼 (32)	まだい養殖焼 (57)	
くろまぐろ赤身生 (11)	ひらまさ (32)	あゆ養殖焼 (59)	とろ・みなみまぐろ (76)
	すずき (32)	まさば焼 (59)	
さより生 (13)	はも生 (35)		たいせいようさば生
まがれい (13)	かつお秋獲生 (35)	ぎんざけ養殖生 (59)	(77)
まかじき (15)		まいわし生 (60)	
ほき (15)	あゆ天然焼 (36)	むつ (63)	メロ・ぎんむつ (79)
したびらめ生 (16)	まだい天然生 (38)	たいへいようさけ養殖 (64)	あんきも (89)
ひらめ天然生 (18)	からふとます (40)	さんま焼き (65)	
あこうだい (23)		ぶり・はまち (養殖) (67)	
かまぼこ (5)	めかじき生 (45)	うなぎ白焼き (73)	
ふかひれ (4)	かます生 (46)	たちうお生 (74)	
いか (11)	生うに (36)	さんま開き干し (69)	
まだこ (7), えび (6)		うなぎ蒲焼 (64)	
しらす干し (16)	あじ開き (49)	ししゃも (62)	
ツナフレークライト水煮(9)	魚肉ソーセージ (40)	めざし (58)	
ツナフレークホワイト水煮 (23)		ツナフレークライト油煮 (73)	

カッコ内の数字は100kcal当たりに含まれる脂肪の比率とエネルギー量

肉は量を摂らないようにします。

② つぎにビタミン,ミネラル,食物繊維を多く含む野菜,海藻,キノコ類を選びます。野菜については1日当たり両手いっぱい分の400g以上を摂取するようにします。野菜類からの摂取エネルギー量は100kcalで計算します。

③ 最後に人間の体のエネルギーとなる脂質と炭水化物を摂取するための食品を選びます。摂取エ

図2-3 脂肪の少ない肉・多い肉

脂肪が少ない肉		脂肪が多い肉
25	50	75　　（% · kcal）

脂肪が少ない肉側:

- 豚ヒレ赤肉生 (14)
- 若鶏むね皮なし生 (13)
- ささみ (7)
- 鶏軟骨 (7)

- 輸入牛もも赤肉生 (31)
- 輸入牛ヒレ赤肉生 (34)
- 豚もも赤肉生 (35)
- 鶏ひき肉 (47)
- 若鶏もも皮なし生 (32)
- 牛レバー (26)
- 鶏レバー (26)
- 豚レバー (25)
- 焼き鳥缶 (40)

中間:

- 乳牛ヒレ赤肉生 (50)
- 和牛もも皮下脂肪なし生 (61)
- 牛ひき肉生 (63)
- 和牛ヒレ赤肉生 (63)
- 輸入牛サーロイン皮下脂肪なし生 (65)
- 乳牛サーロイン皮下脂肪なし生 (70)
- 豚ロース脂身つき (73)
- 豚ひき肉 (64)
- 豚ロース皮下脂肪なし生 (59)
- 若鶏もも皮つき生 (66)
- 若鶏むね皮つき生 (57)
- 豚足 (66)
- ラムロース脂身つき (66)
- 生ハム (62)
- ロースハム (64)

脂肪が多い肉側:

- 和牛サーロイン皮下脂肪なし生 (88)
- 和牛サーロイン脂身つき生 (90)
- 和牛ばら脂身つき生 (91)
- 豚ばら (87)
- 鶏皮 (95)
- フォアグラ (92)
- ウインナー (80)
- ベーコン (87)

カッコ内の数字は100kcal当たりに含まれる脂肪の比率とエネルギー量

　ネルギー量は，1日の摂取エネルギー量からたんぱく質と残りの食品（野菜，海藻，キノコなど）の摂取エネルギー量を引いた分を摂ります。脂質と炭水化物のエネルギー比は，表2-6から表2-9に示したエネルギー制限基本食の比率に合わせます。

　なお，表2-10に各食品群の食品の使用頻度を示します。食品名の後のカッコ内の数字は，そ

表2-10 食品の使用頻度

	使 用 頻 度 (%)
脂肪の多い魚介類	さば (20.0), さんま (20.0), いわし (10.0), うなぎ (10.0), ぶり (10.0), たいへいようさけ (10.0), まぐろとろ (10.0), つみれ (10.0)
脂肪の少ない魚介類	さけ (20.0), まぐろ赤身 (20.0), あじ (15.0), さわら (15.0), いか (10.0), たい (10.0), まだら (10.0)
脂肪の多い肉類	豚肉かたロース皮下脂肪なし (50.0), 牛肉サーロイン皮下脂肪なし (15.0), ハム (15.0), ウインナー (15.0)
脂肪の少ない肉類	豚肉もも皮下脂肪なし (50.0), 輸入牛ヒレ皮下脂肪なし (20.0), 若鶏もも皮なし (20.0), 若鶏むね皮なし (10.0)
卵・チーズ類	卵 (90.0), チーズ (10.0)
大豆・大豆製品	綿豆腐 (30.0), 納豆 (25.0), 絹豆腐 (20.0), 豆乳 (10.0), がんもどき (10.0), 大豆 (5.0)
牛乳・乳製品	普通牛乳 (30.0), ヨーグルト (40.0), 低脂肪牛乳 (30.0)
野菜類	トマト (15.0), ほうれんそう (10.0), にんじん (10.0), キャベツ (10.0), なす (10.0), きゅうり (10.0), こまつな (5.0), ピーマン (5.0), たまねぎ (5.0), だいこん (5.0)
穀 類	めし (65.0), 食パン (5.0), フランスパン (10.0), そば (5.0), 干しうどん (5.0)
果物類	バナナ (40.0), みかん (30.0), りんご (20.0), オレンジ (5.0), すいか (5.0)
油脂類	オリーブオイル (30.0), 高オレイン酸ひまわり油 (10.0), 調合油 (10.0), マヨネーズ (10.0), ドレッシング (20.0), ごま (10.0), ピーナッツ (5.0), バター (5.0)

の食品の使用頻度を示します。たとえば，さば（20.0）とある場合には，10回の食事のうち，さばを2回使用することを意味します。

3）献立作成時のポイント

(1) 食品交換について

　食品交換は機能別食品分類表の中で，同じグループ内で同じエネルギー量となるものを選択します。たとえば，P.67～68の食品構成で穀類の1日の摂取エネルギー量が600kcalの場合，これを朝昼晩の3食に分けると，1食当たりの摂取エネルギー量は200kcalとなります。200kcalはごはん茶碗1杯分に相当し，これは10枚切り食パン2枚と交換することができます。

(2) コレステロール制限について

　平均で1日300mg以下としますが，極端な制限をしないようにします。コレステロールを上げる飽和脂肪酸が多い肉類は，摂取量を調節し，卵は週に1～2個がよいとされますが，極端に制限しない方がよいでしょう。なおチーズは少量で高カロリー，また飽和脂肪酸およびコレステロールも多く含んでいるため，卵と同じグループと考えましょう。

(3) 脂肪酸の種類について

　食品の脂質には，主に揚げ油やドレッシングなどの調理に使う油と，食品そのものに含まれる油とがあります。調理に使う油は大さじ1で約100kcalです。なるべくn－9系およびn－3系

の脂肪酸を摂るようにします。n－9系脂肪酸のオレイン酸はオリーブオイルや，高オレイン酸表示の油（近年は品種改良でひまわり油やべに花油も多く含む）に，多く含まれています。とくにオリーブオイルにはビタミンEが豊富に含まれており，酸化しにくい特徴があります。

DHA，EPAのn－3系脂肪酸は，さば，さんま，まぐろとろなど脂肪の多い魚に豊富に含まれています（図2－2参照）。ただし摂りすぎると，脂肪が多いため摂取エネルギー量が過剰になるので注意しましょう。

(4) **食物繊維**について

食物繊維にはLDLコレステロール低下作用があります。野菜にはビタミン，ミネラル，食物繊維が豊富なため1日に400g以上を摂りましょう。また食品重量当たりの水分が多く，食事にボリュームを出せます。満足感を得られる上でも野菜料理は毎食1～2品を献立に入れるようにしましょう。

大豆製品も，食物繊維が豊富ですので，豆腐の場合には1日1/2丁程度を週に5～6日は摂取しましょう。

(5) お酒について

アルコール飲料については，制限が必要です。ほかの合併症も考慮しますが，1回の摂取アルコール量は25g以下とします。アルコール量の算出は以下の方法で行います。

アルコール量（g）＝アルコール濃度（%）÷100×摂取量（mL）×0.8（比重）

たとえば日本酒1合（180mL）を飲んだ場合のアルコール量は約22gとなります。

アルコール量（g）＝日本酒15度（%）÷100×180（mL）×0.8
= 0.15 × 180 × 0.8
= 21.6

なお，禁酒が必要な合併症もありますので，主治医の指示に従ってください。

(6) 塩分

減塩が基本です。1日の摂取量は9g（血圧に応じて6g）未満を目標にします。そのため，味噌汁や汁物は1日1回，麺類の汁は残しましょう。また漬物やつくだ煮はできるだけ控え，代わりに酢の物やごま和えにするとよいでしょう。

(7) そのほか

ビタミン（A，C，E，B_1，B_2，B_6 など），ミネラルやポリフェノールの含有量が多い野菜，果物などを摂るようにしましょう。なお，果物は単糖類が多く含まれているため，1日当たりの摂取量は100kcal以下にしましょう。

4）具体的な献立例

以下に1,600kcal食の3日間の献立例（表2－11）と，朝昼晩それぞれの食事に含まれる栄養素（たんぱく質，脂質，炭水化物）の数量（g）およびエネルギー比率（PFC比）を示します（表

表2-11 1,600kcal食の3日間の献立例

	1日目	2日目	3日目
朝	ごはん120g ・目玉焼き 　卵大1個　70g 　**高オレイン酸油2g** 　**(小さじ1/2)** ・切り干しだいこん ・サラダ 　**ドレッシング** 　**(オリーブオイル5g** 　**(小さじ1))** ・低脂肪牛乳 　150mL ・キウイ大1個	ごはん120g ・焼き魚 　干物あじ　小1枚 　40g ・がんもの煮もの 　がんも45g・1個 ・きゅうりのしそド 　レッシング 　**オリーブオイル5g** 　**(小さじ1)** ・味噌汁 ・牛乳150mL ・オレンジ1/2個	・食パン10枚切り2枚 　バター10g ・野菜炒め 　ツナフレークライト 　水煮缶詰40g 　キャベツ　オリーブ油 　2g (小さじ1/2) ・サラダ 　ノンオイルドレッシ 　ング ・バナナヨーグルト 　バナナ1/2本 　ヨーグルト150g
昼	ごはん120g ・すずきの香草焼き 　すずき80g　ニン 　ニク・白ワイン 　香草・**オリーブオ** 　**イル5g(小さじ1)** ・蒸野菜 　**ドレッシング(オリー** 　**ブオイル5g(小さ** 　**じ1))** ・きのこソテー 　マッシュルームしめ 　じ　**バター5g** 醤 　油 ・果物グレープフルー 　ツ1/2	ごはん120g ・刺身 　まぐろ赤身60g, 　いか20g ・きんぴら 　ごぼう、にんじん 　**高オレイン酸油3g** 　**ごま油2g** ・ごま和え 　**すりごま5g** 　**(小さじ1)** ・果物 　いちご大4個	ごはん120g ・鶏の炒め煮 　鶏もも脂皮なし50g 　れんこん　ごぼう 　にんじん 　**高オレイン酸油3g** 　**(小さじ1/2)** ・なすの揚げひたし 　なす70g 　ししとう2個 　**キャノーラ油10g** ・冷奴 　豆腐1/2丁150g ・とろろ昆布汁
夕	ごはん120g ・豚肉しゃぶしゃぶ 　豚もも肉60g, 絹 　豆腐150g, 野菜 　ポン酢 ・野菜炒め 　**高オレイン酸油3g** 　**(小さじ1/2)** ・和え物 ・つみれスープ 　いわし40g (2個)	ごはん120g ・ステーキ 　和牛ヒレ60g 　**高オレイン酸油5g** ・サラダ 　**ドレッシング(オリー** 　**ブオイル5g)** ・セロリとねぎのコ 　ンソメ煮	ごはん120g ・さば味噌煮 　さば80g ・茶わん蒸し 　卵1/2個 ・青菜の辛し和え ・かぶの二杯酢 ・果物　りんご1/2

表2-12 三食の献立例の栄養計算

		1日目	2日目	3日目	3日間平均	PFC比(%)
朝	エネルギー (kcal)	549	620	499	556	100%
	たんぱく質(P) (g)	22	28	22	24	17%
	脂質 (F) (g)	17	24	19	20	32%
	炭水化物 (C) (g)	78	72	63	71	51%
	塩分 (g)	2.3	3.7	3	3	
	コレステロール (mg)	303	48	53	134.7	
昼	エネルギー (kcal)	495	508	593	532	100%
	たんぱく質(P) (g)	24	28	26	26	20%
	脂質 (F) (g)	20	10	20	16.7	28%
	炭水化物 (C) (g)	54	78	76	69.3	52%
	塩分 (g)	2	2.1	3.4	2.5	
	コレステロール (mg)	54	84	47	61.7	
夕	エネルギー (kcal)	549	460	517	508.7	100%
	たんぱく質(P) (g)	34	17	28	26.3	21%
	脂質 (F) (g)	14	17	14	15	27%
	炭水化物 (C) (g)	72	59	69	66.7	52%
	塩分 (g)	4.3	2	2.4	2.9	
	コレステロール (mg)	56	41	198	98.3	
1日合計	エネルギー (kcal)	1,593	1,588	1,609	1,596.7	100%
	たんぱく質(P) (g)	80	73	76	76.3	19%
	脂質 (F) (g)	51	51	53	51.7	29%
	炭水化物 (C) (g)	204	209	208	207.0	52%
	塩分 (g)	8.6	7.8	8.8	8.4	
	コレステロール (mg)	413	173	298	294.7	

2-12)。なお，献立例で色文字となっている食品はたんぱく質摂取のために使用している食品，また太字の食品は脂質摂取のための食品を示しています。

6 機能別食品分類表の見方

脂質異常症は，動脈硬化の危険因子の中でも重

要なものです。

　食事に関連する要因としては，摂取エネルギー量，摂取する脂質の質（脂肪酸種），抗酸化作用，食物繊維などがあげられます。脂質異常症の食事療法は，脂質異常症のタイプによって異なるため一見複雑に見えます。そこで，血液中のLDLコレステロールとトリグリセライド（中性脂肪）の値に着目し，巻末の「機能別食品分類表」では，それぞれの脂質異常症のタイプに応じて，どの食品をどの程度摂取すればよいかが分かるように表示しています。

　ここでは食品を「エネルギー成分」「筋肉成分」「代謝を活発にする成分」の3グループに分類しています。またエネルギー成分と筋肉成分のグループの各食品については100kcal当たりの目安重量(g)と目安量（赤い枠で囲った部分）を示し，それぞれの食品の下にたんぱく質，脂質，炭水化物のエネルギー比を合計100％となるように示しています。

　表の見方としては，上段のエネルギー成分の食品群では上にいくほど，グライセミックインデックス（GI）が高くトリグリセライドが上がりやすくなります。また右にいくほど脂肪酸の中でも飽和脂肪酸の割合が多く，コレステロールが上昇しやすくなります。また，下段のたんぱく質を多く含む食品についても同様で，右にいくほどコレステロールが上がりやすくなります。

エネルギー成分の食品中の「炭水化物を多く含む食品」については「砂糖・甘味」「穀類・芋・豆」「果物」「和菓子」に分類し，「アルコール」も1つのグループとしました。また「脂質を多く含む食品」は，「洋菓子」「植物油」「動物油」に分類。「たんぱく質を多く含む食品」については，「肉・卵」「魚」「豆腐・大豆製品」のグループに分けました。「代謝を活発にする成分の食品」では，食品100g中のビタミンAおよびビタミンCなどの抗酸化物質の含有量，また食物繊維の量を表しています。

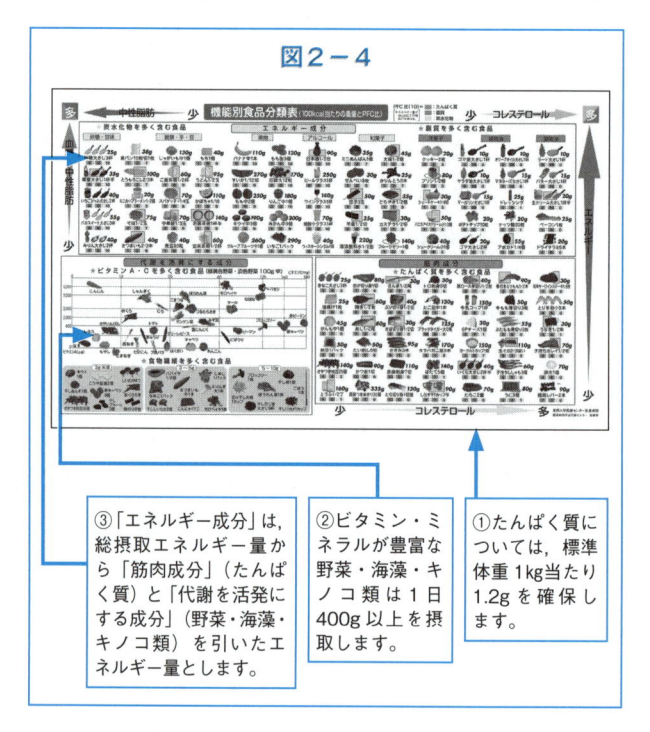

図2－4

③「エネルギー成分」は，総摂取エネルギー量から「筋肉成分」（たんぱく質）と「代謝を活発にする成分」（野菜・海藻・キノコ類）を引いたエネルギー量とします。

②ビタミン・ミネラルが豊富な野菜・海藻・キノコ類は1日400g以上を摂取します。

①たんぱく質については，標準体重1kg当たり1.2gを確保します。

図2-5

穀類について，1日の総摂取エネルギー量が1,600kcalの場合（表2-7, p.67参照），通常600kcalを摂取するため，600kcal÷3食で1食200kcalと考えます。200kcalは，ご飯茶碗1杯，あるいは食パン10枚切り2枚と同じとなるので，同じグループ内で交換できます。

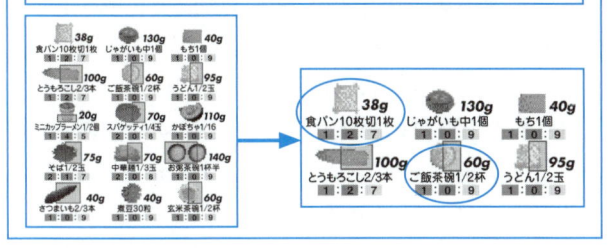

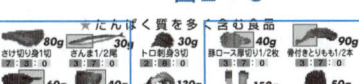

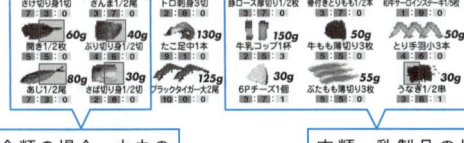

図2-6

魚介類の場合，中央の濃い黄色の数値が高いほど，不飽和脂肪酸摂取が多くなります。

肉類，乳製品の場合，中央の濃い黄色の数値が高いほど，飽和脂肪酸摂取が多くなります。

　図2-4に1日の食事のたんぱく質，脂質，炭水化物の配分例，および野菜・海藻・キノコ類の摂取の際の利用法を，また図2-5では穀類（主食）の選択方法，図2-6では食品に含まれる飽和脂肪酸（肉類・乳製品）と不飽和脂肪酸（魚介類）の見方について示しています。

　毎日の献立作成に利用してみてください。

7 外食・ファストフード

1）外食

　お店によって使用する食材や使用量が異なります。先ずお店で表示してある栄養成分組成を目安とします。栄養成分の優先順位は総摂取エネルギー量，たんぱく質，脂質，食塩などになります。

(1) 1食当たりの摂取エネルギー量（熱量）の目安は1日の食事量の1/3量±50kcalとします。

(2) たんぱく質は食事摂取エネルギー量の16〜20％を目安とします（腎臓の機能低下が見られるときは8％程度とする場合もあります）。

(3) 脂質は食事摂取エネルギー量の30％を目安にします。

(4) たんぱく質や脂質，炭水化物量の表示単位がgのときは，たんぱく質，炭水化物1g×4＝たんぱく質，炭水化物のエネルギー量（kcal），脂質1g×9＝脂質のエネルギー量（kcal）に変換できます。

(5) 総摂取エネルギー量とたんぱく質，脂質，炭水化物の合計エネルギー量が同じにならないときは，お店で確認します。また炭水化物で調整し同じにすることもあります。

(6) 食塩量が指示されているときは，1日の1/3を目安とします。

(7) 通常の食事に比べ野菜の摂取量が少ないと感じたときは，必ず1皿野菜の副菜をプラスす

る努力が必要です。
(8) 外食の1食当たりの栄養成分と同時に，100kcal 当たりの栄養成分表示を附記すると食品と同じに対比して考えることができます。

2）ファストフード（市販食品）

(1) 市販食品のたんぱく質や脂質もエネルギー量の単位（kcal）に換算して考えます。
(2) 市販食品も1袋（1包装）当たりの栄養成分表示に，100kcal 当たりの栄養成分表示を附記すると食品と同じに対比して考えることができます。
(3) 市販食品の大袋を1包装100kcal 当たりの小袋にするなどの工夫でごはんやもちなどの適量摂取が可能になり，過剰摂取防止にも役立ちます。

8 付録

1）食事のGL

最近，インスリン感受性の低い人や食後のインスリン分泌の多い人向けに，高脂肪食やGLの低い食事による減量効果が報告されています。本表では，糖質50gの市販のごはん（147g，摂取エネルギー量222kcal）のGIを100として，各食品のGIおよび100kcal 当たりのGLを表示しています（P.135参照）。

2）逆引き栄養成分表（ベスト50）

　食品栄養学では食品重量に含まれる栄養成分の含有量に基づき，各食品を評価してきました。しかし，この方法では食品重量を一定にしても摂取エネルギー量が異なるため，摂取エネルギー量から見た栄養評価には不向きです。

　本書では，該当する栄養素の選択を容易にするため10kcal当たりで表示し，栄養素の多い順にベスト50を掲載しました。栄養指導の参考資料として活用してください（P.141参照）。

3）トランス脂肪酸含有量

　トランス脂肪酸を多く摂取するとLDLコレステロールが上昇し，心筋梗塞のリスクが高くなるといわれています。そこで本書では100kcal当たりのトランス脂肪酸含有量を示し，食事の際のトランス脂肪酸摂取量の目安としました（P.157参照）。

4）コレステロールを多く含む食品

　脂質異常症を改善するには，まず食事療法と運動療法を実施することです。症状にもよりますが，食事療法ではコレステロールを多く含む食品の摂取を控えるようにします。ここでは，100kcal当たりでコレステロールを多く含む食品50品目を掲載しました。献立作成の際に活用してください（P.161参照）。

Ⅲ章
100kcal食品・食事交換表

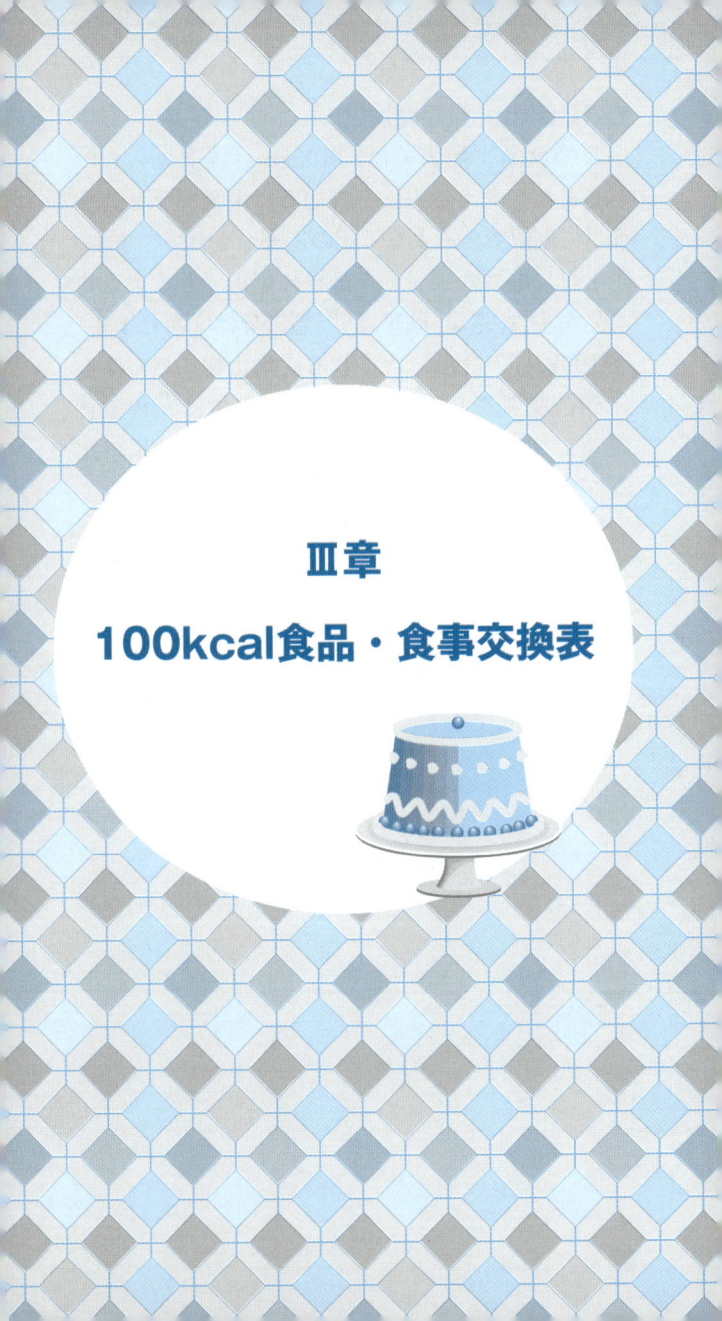

● 100kcal 食品交換表

　この食品交換表では,「100kcal」を共通のものさしとして考える方法を採用し, 栄養バランスを簡単に理解できるよう下記の工夫がされています。

① 1日に必要な栄養素を簡単に選択できるよう食品を主食, 主菜, 副菜, 油脂類に分けてあります。

② 100kcalの食品に含まれる炭水化物, たんぱく質, 脂質を kcal で表示することで, 三大栄養素の栄養バランスをエネルギー量 (熱量) 比で表し, 誰でも簡単に理解できるようにしてあります (各表とも食品重量は100kcal当たりの重量)。

100kcal食品交換表【主食】

1日の総摂取エネルギー量の50％が目安

主食は，からだに必要なエネルギー量を，炭水化物（でんぷんなど）で補給する食品のことです。食品100kcal当たりの摂取エネルギー（熱）量比40％以上を炭水化物で占める食品を便宜上「主食」と呼び，食事の区別とします。

分類	食品	目安	食品重量 (g)	たんぱく質 (%・kcal)	脂質 (%・kcal)	炭水化物 (g)	食物繊維総量(FD総量) (g)	脂肪酸 飽和(SFA) (g)	脂肪酸 多価 n-3 (g)	脂肪酸 多価 n-6 (g)	鉄分 (mg)	食塩相当量 (g)
主食	**❶ 穀類**											
	1-1 そのまま食べられる主食（もちを含む）											
	めし・玄米	中茶碗1/2杯	61	6	5	89	0.8	0.14	0.01	0.19	0.4	0
	めし・はいが精米	中茶碗1/2杯	60	6	3	91	0.5	0.10	0.01	0.12	0.1	0
	もち		43	7	3	90	0.3	0.11	0	0.12	0.1	0
	赤飯	中茶碗1/2杯	53	8	2	90	0.9	0.06	0.01	0.07	0.5	0
	五分かゆ・精白米		278	6	2	92	0.3	0.08	0	0.08	0	0
	めし・精白米	中茶碗1/2杯	59	6	1	93	0.2	0	0	0.06	0	0
	おにぎり	中1/2個	56	6	1	93	0.2	0.06	0	0.06	0	0.3
	全かゆ・精白米		141	6	1	93	0.1	0.04	0	0.04	0	0
	焼きおにぎり	中1/2個	55	7	1	92	0.2	0.06	0	0.06	0	0.6
	おもゆ・精白米		478	6	0	94	0	0	0	0	0	0
	クロワッサン	1/3個	22	7	54	39	0.4	2.02	0.06	0.53	0.1	0.3
	デニッシュペストリー		25	7	47	46	0.4	1.25	0.11	1.50	0.2	0.3
	チョココロネ		33	7	35	58	0.4	1.30	0.06	0.79	0.5	0.2
	クリームパン	1/2個	33	14	32	54	0.4	1.13	0.05	0.43	0.3	0.3
	ロールパン	1個	32	13	26	61	0.6	0.97	0.03	0.25	0.2	0.4
	ジャムパン	1/2個	34	9	18	73	0.6	0.66	0.02	0.17	0.3	0.3
	あんパン	1/2個	36	11	17	72	1.0	0.64	0.02	0.17	0.4	0.2
	食パン	1枚/10枚切り/1斤	38	14	15	71	0.9	0.50	0.03	0.37	0.2	0.5

85

分類	食品	目安	食品重量 (g)	たんぱく質 (%・kcal)	脂質	炭水化物	食物繊維総量(FD)(g)	脂肪酸 飽和(SFA)(g)	脂肪酸 多価 n-3 (g)	脂肪酸 多価 n-6 (g)	鉄分 (mg)	食塩相当量 (g)
	イングリッシュマフィン		44	14	14	72	0.5	0.53	0.02	0.14	0.4	0.5
	コッペパン	1/3個	38	13	13	74	0.8	0.43	0.02	0.32	0.4	0.5
	ぶどうパン	1枚	37	12	12	76	0.8	0.44	0.01	0.12	0.3	0.4
	ナン		38	16	12	72	0.8	0.20	0.07	0.31	0.4	0.5
	ライ麦パン	1枚	38	13	7	80	2.1	0.13	0.03	0.29	0.5	0.5
	フランスパン	1切れ	36	13	4	83	1.0	0.11	0.01	0.23	0.3	0.6
	コーンフレーク		26	8	4	88	0.6	0.09	0.01	0.19	0.4	0.6
	そば・ゆで	1/3玉	76	15	7	78	1.5	0.16	0.02	0.30	0.6	0
	蒸し中華めん	1/3玉	50	12	7	81	1.0	0.20	0.02	0.41	0.2	0.2
	干しそば・ゆで		88	17	6	77	1.3	0.13	0.02	0.25	0.8	0.1
	沖縄そば・ゆで		68	15	5	80		0.12	0.01	0.27	0.3	0.3
	マカロニ・スパゲッティ・ゆで	1/2カップ	67	15	5	80		0.14	0.01	0.29	0.4	0.3
	うどん・ゆで	1/3玉	95	11	3	86	0.8	0.09	0.01	0.18	0.2	0.4
	干しうどん・ゆで		79	11	3	86	0.6	0.09	0.01	0.19	0.2	0.4
	そうめん・ひやむぎ・ゆで		79	12	3	85	0.7	0.07	0.01	0.19	0.2	0.2
主食	中華めん・ゆで		67	14	3	83	0.9	0.09	0.01	0.19	0.2	0.2
	干し中華めん・ゆで		71	13	3	84	1.1	0.08	0.01	0.17	0.2	0.1

1-2 加工して食べられる主食

分類	食品	目安	食品重量 (g)	たんぱく質	脂質	炭水化物	食物繊維総量	飽和	n-3	n-6	鉄分	食塩相当量
	玄米	1/5カップ	29	7	6	87	0.9	0.18	0.01	0.25	0.6	0
	はいが精米		28	8	5	88	0.4	0.16	0.01	0.19	0.3	0
	精白米	1/5カップ	28	7	2	91	0.1	0.08	0	0.08	0.2	0
	アルファ化米		26	6	2	92	0.2	0.06	0	0.06	0.1	0
	中華スタイル即席カップめん・油揚げ		22	10	40	50	0.5	1.95	0.02	0.49	0.3	1.5
	和風スタイル即席カップめん・油揚げ		22	10	40	50	0.4	2.01	0.03	0.48	0.2	1.5
	焼きそば・油揚げ		23	8	39	53	0.6	1.23	0.05	0.61	0.3	0.9
	即席中華めん・油揚げ		22	9	38	53	0.5	1.85	0.02	0.46	0.2	1.2
	オートミール	大さじ4杯	26	12	13	75	2.5	0.35	0.03	0.54	1.0	0
	ピザクラスト		37	14	10	76	0.9	0.18	0.05	0.46	0.3	0.5
	プレミックス粉・ホットケーキ用	大さじ3杯	27	8	10	82	0.5	0.34	0.02	0.25	0.1	0.3

分類	食品	目安	食品重量	たんぱく質	脂質	炭水化物	食物繊維総量(FD)	脂肪酸 飽和SFA	脂肪酸 多価 n-3	脂肪酸 多価 n-6	鉄分	食塩相当量
			(g)	(%・kcal)			(g)	(g)			(mg)	(g)
	強力粉・全粒粉		30	14	7	79	3.4	0.16	0.03	0.41	0.9	0
	薄力粉・1等		27	9	4	87	0.7	0.11	0.01	0.22	0.2	0
	中力粉・1等		27	11	4	85	0.8	0.11	0.01	0.24	0.2	0
	強力粉・1等		27	14	4	82	0.7	0.11	0.01	0.24	0.3	0
	即席中華めん・油揚げ味付け		22	9	34	57	0.6	1.64	0.01	0.49	0.2	1.4
	中華スタイル即席カップめん・非油揚げ		29	11	17	72	0.8	0.48	0.04	0.36	0.3	2.0
	即席中華めん・非油揚げ	1/3玉	28	12	13	75	0.6	0.35	0.03	0.41	0.2	1.9
	そば・生		36	14	6	80	1.0	0.15	0.01	0.28	0.5	0
	干しそば・乾		29	16	6	78	1.1	0.14	0.01	0.27	0.8	0.6
	そば粉・中層粉	大さじ3杯	28	11	6	83	1.2	0.15	0.01	0.23	0.8	0
	マカロニ・スパゲッティ・乾	1/2カップ	26	15	5	80	0.7	0.13	0.01	0.28	0.4	0
	中華めん・生		36	13	4	83	0.7	0.10	0.01	0.21	0.2	0.4
	ビーフン	1/10袋	27	7	4	89	0.2	0.14	0.01	0.14	0.2	0
主食	手延そうめん・手延ひやむぎ・乾		29	12	4	84	0.5	0.10	0.01	0.21	0.2	1.7
	そうめん・ひやむぎ・乾	小1束	28	12	3	85	0.7	0.07	0.01	0.15	0.2	1.1
	干しうどん・乾		29	11	3	86	0.7	0.07	0.01	0.15	0.2	1.2
	うどん・生		37	10	2	88	0.4	0.05	0.01	0.11	0.1	0.9
	ひえ・精白粒		27	10	8	82	1.2	0.23	0.02	0.37	0.4	0
	あわ・精白粒		27	11	6	83	0.9	0.17	0.02	0.27	1.3	0
	きび・精白粒		28	12	4	84	0.5	0.11	0.02	0.17	0.6	0
❷ いも類
	フライドポテト		42	5	40	55	1.3	0.49	0.30	1.52	0.3	0
	板こんにゃく・生いも		1379	3	6	91	41.4	0.19	0.06	0.33	8.3	0
	やつがしら・生	1/3個	103	9	6	85	2.9	0.10	0.03	0.17	0.7	0
	じねんじょ・生		82	6	5	89	1.6	0.08	0.02	0.14	0.7	0
	ながいも・生		155	9	4	87	1.5	0.06	0.02	0.11	0.7	0
	きくいも・生		287	11	3	86	5.7	0.08	0.02	0.14	0.6	0
	さつまいも・蒸し切干	中3枚	33	3	2	95	1.9	0.03	0.01	0.05	0.7	0
	さつまいも・生	中1/2本	76	3	1	96	1.7	0.02	0.01	0.04	0.5	0

分類	食品	目安	食品重量 (g)	たんぱく質 (%・kcal)	脂質	炭水化物	食物繊維総量 (FD) (g)	飽和 (SFA) (g)	多価 n-3 (g)	多価 n-6 (g)	鉄分 (mg)	食塩相当量 (g)
主食	さといも・生	中8個	173	7	1	92	4.0	0.02	0	0.05	0.9	0
	じゃがいも・生	中1個	131	6	1	93	1.7	0.01	0.01	0.01	0.5	0
	くずきり・ゆで		74	0	1	99	0.6	0.01	0	0.01	0.3	0
	はるさめ・りょくとう・乾		29	0	1	99	1.1	0.02	0.01	0.04	0.3	0
	さつまいも・焼き	中1/2本	61	2	1	97	2.2	0.02	0.01	0.03	0.4	0
	さといも・冷凍		139	9	1	90	2.8	0.02	0.01	0.04	0.8	0
	乾燥マッシュポテト		28	5	1	94	1.8	0.01	0	0.02	0.9	0.1
	やまといも・生		81	10	1	89	2.0	0.02	0.01	0.05	0.4	0
	板こんにゃく・精粉		2083	4	0	96	45.8	0	0	0	8.3	0
	しらたき		1563	6	0	94	45.3	0	0	0	7.8	0
	でんぷん・じゃがいも	大さじ3杯	30	0	0	100	0	0	0	0	0.2	0
	くずきり・乾		28	0	0	100	0.3	0.01	0	0.01	0.4	0
	でんぷん・くず		29	0	0	100	0	0.01	0	0.01	0.6	0
	はるさめ・普通・乾		29	0	0	100	0.4	0.01	0	0.01	0.3	0

100kcal食品交換表【主菜】

1日の総摂取エネルギー量の20％が目安

　主菜とは，魚，肉，大豆，卵を使用した料理で，100kcal当たりのたんぱく質がエネルギー量比で25％以上を占める食品を便宜上主菜と考えます。主菜の肉類や魚類の多くは，そのエネルギー源がたんぱく質と脂質です。表中の小中大の目安は，小1切れを40〜60g，中1切れを60〜80g，大1切れを80〜100gとします。主菜の場合，脂質量が多いと食品重量は軽くなり，逆にたんぱく質量が多いと重くなります。

（1）魚介類
・目的はたんぱく質補給なのでたんぱく質のエネルギー量比に注目する。
・脂質が多くてもn−3系を多く含んでいる。
・コレステロールを控えるときはコレステロール値90mg（100kcal当たり）以上の食品に注意する。
・加工品の塩分に注意する。

（2）肉類
・目的はたんぱく質補給なのでたんぱく質のエネルギー量比に注目する。
・脂質には飽和脂肪酸が多いので，摂り過ぎに注意する。
・豚肉のビタミンB_1は100kcal当たり，牛肉の4倍含まれる。
・コレステロールを控えるときはコレステロール値

90mg（100kcal当たり）以上の食品に注意する。
- ただしLDLコレステロールの低下には，食品中のコレステロールよりも飽和脂肪酸を制限した方が有効なことから，飽和脂肪酸の制限が第一に推奨される。
- ひき肉類やベーコン，ソーセージ類は脂質のエネルギー量比が高いので注意して選択する。

(3) 大豆製品
- 大豆を使用した加工食品（豆腐など）でも，たんぱく質よりも脂質のエネルギー量比が高いことを理解しておく。
- 大豆加工食品は主菜の中では最もカルシウムが多く含まれている。

(4) 卵
- 卵には鶏卵，うずら卵，あひるの卵などがあるが，多くは鶏卵が使用される。
- 鶏卵には大きさの規格があり，「L玉1個100kcal」「M玉1個75kcal」「S玉1個50kcal」を目安とする。
- 卵のたんぱく質は必須アミノ酸が多く，ほかの食材との組み合わせもよい。
- 利用法は全卵，卵黄，卵白といろいろ使い分けて使用する。
- コレステロールを控えるときは使用量や卵黄の量を減らし調理する。

❶ 魚介類

1-1 魚類・生（味付けなし）

分類	食品	目安	食品重量 (g)	たんぱく質 (%・kcal)	脂質	炭水化物 (g)	食物繊維総量 (FD) (g)	脂肪酸 飽和 (SFA) (g)	脂肪酸 多価 n-3 (g)	脂肪酸 多価 n-6 (g)	鉄分 (mg)	食塩相当量 (g)
主菜	マジェランあいなめ生・メロ・ぎんむつ		37	21	79	0	0	1.53	0.37	0.11	0	0.1
	たいせいようさば・生		31	22	77	1	0	1.32	1.80	0.21	0.3	0.1
	みなみまぐろ・脂身・生		28	24	76	0	0	1.64	1.42	0.18	0.2	0
	ぎんだら・生	小1切れ	46	25	75	0	0	1.45	0.49	0.10	0.1	0.1
	さんま・生	1/3尾	32	25	75	0	0	1.36	1.27	0.17	0.5	0.1
	くろまぐろ・脂身・生		29	25	75	0	0	1.72	1.69	0.17	0.5	0.1
	たちうお・生	小1切れ	38	26	74	0	0	2.19	1.18	0.16	0.1	0.1
	うなぎ・白焼き		30	26	73	1	0	1.99	0.69	0.23	0.3	0.1
	うなぎ・養殖・生		39	28	71	0	0	1.62	0.95	0.15	0.2	0.1
	ぶり・はまち・養殖・生	小1切れ	39	33	67	0	0	1.56	1.42	0.29	0.4	0
	にしん・生	小1切れ	46	34	66	0	0	1.38	0.99	0.12	0.5	0.1
	さんま・焼き		33	35	65	0	0	1.15	0.99	0.14	0.7	0.1
	たいせいようさけ・養殖・生		42	36	64	0	0	1.33	1.37	0.23	0.1	0
	ぶり・成魚・生	小1切れ	39	35	64	1	0	1.72	1.30	0.14	0.5	0
	たいせいようさけ・養殖・焼き		34	36	64	0	0	1.34	1.33	0.22	0.1	0
	むつ・生	小1切れ	53	37	63	0	0	0.89	0.33	0.08	0.3	0.1
	まさば・水煮		40	38	61	1	0	1.70	0.76	0.16	0.5	0.1
	まいわし・生	小1尾	46	38	60	2	0	1.77	1.45	0.19	0.8	0.1
	ぎんざけ・養殖・生	小1切れ	49	40	59	1	0	0.43	1.25	0.18	0.1	0.1
	かたくちいわし・生		52	40	59	1	0	1.98	1.17	0.16	0.5	0.1
	まながつお・生		57	41	59	1	0	2.17	0.70	0.16	0.2	0.2
	まさば・焼き		37	40	59	1	0	1.67	0.78	0.16	0.6	0.1
	あゆ・養殖・焼き	中1尾	42	40	59	1	0	1.42	0.48	0.34	0.8	0.1
	ぎんざけ・養殖・焼き		39	41	58	0	0	0.43	1.27	0.18	0.2	0.1
	まだい・養殖・焼き		44	43	57	0	0	1.44	1.12	0.28	0.1	0.1
	まさば・生	小1切れ	49	43	56	1	0	1.63	0.76	0.15	0.5	0.2
	こい・養殖・生		58	44	56	0	0	1.18	0.62	0.43	0.3	0.1

分類	食品	目安	食品重量 (g)	たんぱく質	脂質 (%・kcal)	炭水化物	食物繊維総量 (g)	脂肪酸 飽和(SFA)	脂肪酸 多価 n-3	脂肪酸 多価 n-6	鉄分 (mg)	食塩相当量 (g)
	あなご・生	中1尾	62	45	55	0	0	1.41	0.88	0.13	0.5	0.2
	いぼだい・生	中1切れ	67	46	54	0	0	1.50	0.64	0.17	0.3	0.3
	きんめだい・生	中1切れ	62	47	53	0	0	1.34	0.86	0.14	0.2	0.1
	さわら・生	小1切れ	57	48	52	0	0	1.21	0.93	0.34	0.5	0.1
	まだい・養殖・生	小1切れ	52	47	52	1	0	1.34	1.06	0.33	0.1	0.1
	たいせいようあじ・生		59	49	51	0	0	1.28	0.97	0.11	0.6	0.2
	さわら・焼き		50	49	50	1	0	1.13	0.84	0.12	0.5	0.1
	あゆ・養殖・生	中1尾	66	49	49	2	0	1.61	0.54	0.38	0.5	0.1
	このしろ・生	中4尾	63	50	49	1	0	1.43	0.94	0.05	0.8	0.3
	シルバー・生		65	51	49	0	0	1.21	0.89	0.09	0.4	0.1
	はたはた・生		88	53	47	0	0	0.90	1.19	0.13	0.4	0.4
	いしだい・生		64	53	47	0	0	1.21	0.73	0.18	0.2	0.1
	かます・生	中1尾	68	54	46	0	0	1.41	1.01	0.18	0.4	0.1
	めかじき・生	中1切れ	71	55	45	0	0	1.02	0.57	0.10	0.4	0.1
	いさき・生	中1切れ	79	57	42	1	0	1.29	1.16	0.14	0.3	0.3
主菜	くろだい・生	中1切れ	67	57	42	1	0	1.18	0.59	0.10	0.1	0.1
	子持ちがれい・生	中1切れ	70	59	41	0	0	0.79	1.06	0.09	0.1	0.1
	からふとます・生	中1切れ	65	59	40	1	0	0.80	0.92	0.10	0.3	0.3
	まだい・天然・生	中1切れ	70	61	38	1	0	1.04	0.82	0.12	0.1	0.1
	あゆ・天然・焼き	中1尾	57	64	36	0	0	0.55	0.42	0.07	3.1	0.1
	かつお・秋獲り・生	中1切れ	61	64	35	1	0	0.91	0.95	0.15	1.2	0.1
	はも・生		69	65	35	0	0	0.94	0.87	0.14	0.1	0.1
	にじます・淡水養殖・生	中1切れ	79	66	34	0	0	0.74	0.67	0.32	0.2	0.1
	めじな・生		80	66	34	0	0	0.94	0.67	0.14	0.2	0.1
	やまめ・養殖・生		84	66	34	1	0	0.76	0.61	0.38	0.4	0.1
	すずき・生	大1切れ	81	68	32	0	0	0.84	0.71	0.11	0.2	0.2
	ひらまさ・生	中1切れ	70	67	32	1	0	0.77	0.73	0.10	0.3	0.1
	ほうぼう・生	大1切れ	82	68	32	0	0	0.79	0.60	0.10	0.3	0.2
	べにざけ・焼き		56	68	32	0	0	0.60	0.65	0.08	0.3	0.1
	かんぱち・生		78	69	31	0	0	0.87	0.83	0.12	0.5	0.2
	べにざけ・生	中1切れ	73	69	31	0	0	0.59	0.67	0.08	0.3	0.1
	いわな・養殖・生		87	70	30	0	0	0.60	0.49	0.31	0.3	0.1

分類	食品	目安	食品重量 (g)	たんぱく質 (%·kcal)	脂質	炭水化物	食物繊維総量 (FD) (g)	脂肪酸 飽和 (SFA) (g)	脂肪酸 多価 n-3 (g)	脂肪酸 多価 n-6 (g)	鉄分 (mg)	食塩相当量 (g)
	めじまぐろ・生	中1切れ	66	70	30	0	0	0.72	0.90	0.11	1.2	0.1
	あまだい・生	大1切れ	88	70	30	0	0	0.71	0.60	0.11	0.3	0.2
	めばる・生		91	70	30	0	0	0.72	0.80	0.07	0.4	0.2
	まあじ・焼き		61	71	29	0	0	0.74	0.72	0.09	0.6	0.2
	ひらめ・養殖・生		80	72	28	0	0	0.67	0.68	0.10	0.1	0.1
	あいなめ・生	1/2尾	88	71	28	1	0	0.67	0.75	0.10	0.4	0.4
	まあじ・生	中1尾	83	72	27	1	0	0.71	0.67	0.08	0.6	0.2
	しらうお・生		131	75	25	0	0	0.44	0.81	0.07	0.5	0.5
	あこうだい・生	大1切れ	108	76	23	1	0	0.25	0.25	0.04	0.3	0.2
	あゆ・天然・生	中1尾	100	77	23	0	0	0.65	0.46	0.08	0.9	0.2
	わかさぎ・生	中7尾	130	79	21	0	0	0.38	0.58	0.12	1.0	0.6
	ひらめ・天然・生	大1切れ	97	82	18	0	0	0.42	0.49	0.08	0.1	0.1
	いとよりだい・生		108	82	17	1	0	0.43	0.41	0.08	0.5	0.2
	しいら・生		93	83	17	0	0	0.46	0.44	0.06	0.6	0.1
	したびらめ・生		104	84	16	0	0	0.35	0.40	0.06	0.3	0.4
主菜	まかじき・生		87	85	15	0	0	0.41	0.38	0.08	0.5	0.2
	ホキ・生		119	85	15	0	0	0.29	0.31	0.04	0.4	0.5
	まがれい・生	中1/2尾	105	87	13	0	0	0.26	0.25	0.08	0.2	0.3
	さより・生	大1尾	105	87	13	0	0	0.27	0.39	0.05	0.3	0.5
	くろまぐろ・赤身・生	中1切れ	80	89	11	0	0	0.20	0.14	0.05	0.9	0.1
	めばちまぐろ・生	大1切れ	92	89	10	1	0	0.23	0.23	0.05	1.3	0.1
	まがれい・焼き		91	89	10	1	0	0.19	0.20	0.07	0.3	0.3
	とびうお・生		105	93	7	0	0	0.16	0.21	0.02	0.5	0.2
	メルルーサ・生		129	93	7	0	0	0.14	0.22	0.01	0.3	0.5
	びんながまぐろ・生		85	94	6	0	0	0.13	0.18	0.03	0.8	0.1
	ふぐ類・まふぐ・生		120	95	5	0	0	0.08	0.13	0.02	0.2	0.2
	かつお・春獲り・生	中1切れ	88	96	4	0	0	0.11	0.11	0.02	1.7	0.1
	きす・生	7尾	117	95	4	1	0	0.07	0.09	0.02	0.2	0.4
	きはだまぐろ・生		94	96	4	0	0	0.08	0.08	0.03	1.9	0.1
	あんこう・生		172	95	3	2	0	0.03	0.05	0.02	0.3	0.5
	かさご・生		118	96	3	1	0	0.08	0.07	0.02	0.4	0.4
	えい・生		119	96	3	1	0	0.06	0.05	0.02	1.1	0.8

分類	食品	目安	食品重量	たんぱく質	脂質	炭水化物	食物繊維総量(FD)	脂肪酸 飽和(SFA)	脂肪酸 多価 n-3	脂肪酸 多価 n-6	鉄分	食塩相当量
			(g)	(%・kcal)		(g)		(g)			(mg)	(g)
	すけとうだら・生		127	97	2	1	0	0.04	0.08	0	0.5	0.4
	まだら・生		131	97	2	1	0	0.04	0.09	0.01	0.3	0.3
	まだら・焼き		92	98	2	1	0	0.05	0.09	0.01	0.4	0.4
	みなみまぐろ・赤身・生		108	99	1	0	0	0.02	0.01	0	1.9	0.1
	めごち・生		133	98	1	1	0	0.03	0.03	0	0.3	0.5
	キングクリップ・生		129	99	1	0	0	0.01	0.03	0	0.4	0.5
	1-2 魚類・加工食品											
	いわし・缶詰・油漬		28	23	77	0	0	1.97	0.68	3.19	0.4	0.2
	さば・開き干し		29	23	77	0	0	1.98	1.95	0.18	0.6	0.6
	しめさば		30	23	75	2	0	1.75	1.78	0.24	0.3	0.3
	かつお・缶詰・油漬フレーク		34	26	74	0	0	1.19	0.68	3.90	0.3	0.3
	まぐろ・缶詰・油漬フレーク・ホワイト		35	26	74	0	0	1.68	0.19	3.88	0.6	0.3
主	まぐろ・缶詰・油漬フレーク・ライト		38	27	73	0	0	1.26	0.53	4.04	0.2	0.3
菜	めざし・生		39	30	69	1	0	1.69	1.11	0.12	1.0	1.1
	さんま・開き干し		38	31	69	0	0	1.34	1.36	0.16	0.4	0.5
	うなぎ・かば焼	中1/2串	34	31	64	5	0	1.81	0.98	0.18	0.3	0.4
	身欠きにしん		41	36	64	0	0	1.41	0.69	0.19	0.6	0.2
	さんま・缶詰・味付け		37	28	63	9	0	1.41	1.55	0.18	0.7	0.7
	塩さば	小1切れ	34	38	62	0	0	1.35	1.30	0.17	0.7	0.6
	からふとししゃも・生干し・生		56	37	62	1	0	1.10	0.98	0.11	0.8	0.8
	はたはた・生干し		60	42	58	0	0	1.19	1.33	0.22	0.2	1.2
	めざし・焼き		41	41	58	1	0	1.39	0.83	0.10	1.7	1.5
	いわし・缶詰・かば焼		41	27	58	15	0	1.90	1.75	0.22	0.8	0.6
	さば缶詰・味噌煮		46	30	58	12	0	1.71	1.54	0.24	0.9	0.5
	さば缶詰・水煮		53	46	53	1	0	1.28	1.44	0.16	0.8	0.5
	まあじ・開き干し・焼き	中1尾	45	47	53	0	0	1.47	1.00	0.12	0.4	0.9
	しろさけ・塩ざけ	小1切れ	50	47	52	1	0	1.28	1.21	0.08	0.2	0.9
	まあじ・開き干し・生	中1尾	59	51	49	0	0	1.39	0.94	0.11	0.5	1.0
	ほっけ・開き干し		70	54	46	0	0	0.98	0.89	0.11	0.4	1.2

分類	食品	目安	食品重量 (g)	たんぱく質 (%・kcal)	脂質	炭水化物	食物繊維総量 (FD) (g)	脂肪酸 飽和 (SFA) (g)	脂肪酸 多価 n-3 (g)	脂肪酸 多価 n-6 (g)	鉄分 (mg)	食塩相当量 (g)
	からふとます・塩ます		62	55	43	2	0	0.94	0.95	0.09	0.2	3.6
	むろあじ・開き干し・生		64	62	38	0	0	1.03	0.84	0.13	0.9	1.4
	べにざけ・くん製		62	68	32	0	0	0.60	0.68	0.07	0.5	2.4
	干しかれい		85	73	27	0	0	0.62	0.62	0.08	0.1	0.9
	まぐろ・缶詰・水煮 フレーク・ホワイト		103	75	23	2	0	0.66	0.64	0.11	1.0	0.7
	しらす干し・半乾燥品		49	83	16	1	0	0.26	0.43	0.03	0.4	3.2
	むろあじ・くさや	中1尾	42	88	12	0	0	0.33	0.27	0.05	1.3	1.7
	まぐろ・缶詰・水煮 フレーク・ライト		141	90	9	1	0	0.25	0.21	0.04	0.8	0.7
	なまり節	小1切れ	58	93	6	1	0	0.16	0.10	0.03	2.9	0.1
	でんぶ		36	37	4	59	0	0.06	0.10	0.01	0.2	1.5
	塩だら		154	99	1	0	0	0.02	0.03	0	0.5	3.1
	蒸しかまぼこ		105	51	9	40	0	0.14	0.22	0.01	0.3	2.6
	なると		124	38	4	58	0	0.19	0.09	0.01	0.6	2.5
主菜	かに風味かまぼこ		111	54	5	41	0	0.12	0.12	0.06	0.2	2.5
	焼き抜きかまぼこ		97	63	9	28	0	0.37	0.15	0.03	0.2	2.3
	焼き竹輪		83	40	15	45	0	0.40	0.17	0.43	0.8	1.7
	はんぺん		106	42	10	48	0	0.19	0.08	0.38	0.5	1.6
	魚肉ハム		63	34	38	28	0	1.40	0.13	0.50	0.6	1.5
	さつま揚げ		72	36	24	40	0	0.37	0.22	0.86	0.6	1.4
	魚肉ソーセージ		62	29	40	31	0	1.57	0.06	0.50	0.6	1.3
	つみれ		89	43	34	23	0	0.79	0.63	0.12	0.9	1.2
	だて巻		51	30	34	36	0	0.91	0.12	0.52	0.3	0.5
1-3 魚類・臓器・魚卵												
	あんこう・きも・生		22	9	89	2	0	1.85	1.73	0.18	0.3	0.1
	キャビア・塩蔵品		38	40	58	2	0	1.20	0.90	0.21	0.9	1.6
	すじこ		35	43	55	2	0	0.96	2.07	0.12	1.0	1.7
	イクラ		37	48	52	0	0	0.89	1.73	0.10	0.7	0.8
	たらこ・生		71	69	30	1	0	0.51	0.85	0.05	0.4	3.3
	かずのこ・塩蔵・水戻し		112	67	30	3	0	0.58	0.54	0.03	0.4	1.3
	からしめんたいこ		80	67	24	9	0	0.43	0.80	0.06	0.6	4.5

分類	食品	目安	食品重量 (g)	たんぱく質 (%・kcal)	脂質	炭水化物	食物繊維総量 (g)	脂肪酸 飽和 SFA (g)	脂肪酸 多価 n-3 (g)	脂肪酸 多価 n-6 (g)	鉄分 (mg)	食塩相当量 (g)
	しらこ		162	87	12	1	0	0.15	0.31	0.03	0.3	0.5
	ふかひれ		29	96	4	0	0	0.05	0.03	0.01	0.4	0.1
1-4 かに, いか, たこ, 貝・生											
	生うに		83	53	36	11	0	0.52	0.61	0.24	0.7	0.5
	ほたるいか・ゆで		96	72	26	2	0	0.35	0.65	0.07	1.1	0.6
	かき・養殖・生		166	46	22	32	0	0.38	0.48	0.07	3.1	2.2
	しじみ・生		197	47	19	34	0	0.26	0.24	0.06	10.5	0.4
	しゃこ・ゆで		102	83	16	1	0	0.26	0.27	0.06	0.8	0.8
	あかいか・生		113	85	15	0	0	0.28	0.32	0.03	0.1	0.6
	ほっきがい・生		137	64	14	22	0	0.14	0.11	0.03	6.0	0.8
	するめいか・生		113	86	13	1	0	0.18	0.31	0.02	0.1	0.9
	はまぐり・生		264	68	12	20	0	0.21	0.24	0.05	5.5	5.3
	やりいか・生		117	87	11	2	0	0.21	0.29	0.01	0.1	0.5
	いいだこ・生		144	89	11	0	0	0.16	0.24	0.04	3.2	0.9
	あさり・生		336	85	9	6	0	0.07	0.10	0.03	12.8	7.4
主菜	ちょうせんはまぐり・生		236	65	9	26	0	0.14	0.14	0.02	12.1	3.1
	まだこ・生		131	91	9	0	0	0.09	0.14	0.03	0.8	0.9
	ずわいがに・ゆで		144	91	8	1	0	0.07	0.23	0.04	1.0	0.9
	ばかがい・生		165	76	8	16	0	0.10	0.10	0.03	1.8	1.3
	まだこ・ゆで		101	93	6	0	0	0.06	0.10	0.02	0.2	0.6
	毛がに・ゆで		120	93	6	1	0	0.06	0.16	0.01	0.7	0.7
	たらばがに・ゆで		125	93	6	1	0	0.06	0.15	0.01	0.3	1.0
	くるまえび・養殖・生		103	94	6	1	0	0.08	0.08	0.04	0.5	0.4
	みるがい・水管・生		122	94	5	1	0	0.05	0.05	0.01	4.0	1.0
	いせえび・生		109	96	4	1	0	0.03	0.05	0.02	0.1	1.0
	あかがい・生		135	77	4	19	0	0.04	0.04	0.01	6.7	1.1
	あわび・生		137	74	4	22	0	0.05	0.03	0.03	2.1	1.1
	さざえ・生		112	92	4	4	0	0.06	0.03	0.03	0.9	0.7
	こういか・生		151	95	4	1	0	0.07	0.10	0.01	0.2	1.1
	あまえび・生		115	96	3	1	0	0.03	0.07	0	0.1	0.9
	ブラックタイガー・養殖・生		122	95	3	2	0	0.05	0.05	0.02	0.2	0.5
	とりがい・斧足・生		117	64	3	33	0	0.05	0.01	0	3.4	0.4

分類	食品	目安	食品重量	たんぱく質	脂質	炭水化物	食物繊維総量(FD)	脂肪酸 飽和(SFA)	脂肪酸 多価 n-3	脂肪酸 多価 n-6	鉄分	食塩相当量
			(g)	(%・kcal)			(g)	(g)			(mg)	(g)
	大正えび・生		105	97	3	0	0	0.04	0.04	0.01	0.1	0.5
	ほたてがい・貝柱・生		104	78	1	21	0	0.01	0.01	0	0.2	0.3
	1-5 かに，いか，たこ，貝・加工品											
	なまこ・このわた		157	71	25	4	0	0.16	0.36	0.16	6.3	7.2
	いか塩辛		85	52	26	22	0	0.63	0.98	0.07	0.9	5.9
	うに・粒うに		55	38	28	34	0	0.76	0.27	0.21	0.6	4.6
	練りうに		59	32	15	53	0	0.57	0.10	0.12	1.1	4.2
	あさり・つくだ煮		44	37	10	53	0	0.14	0.17	0.03	8.3	3.3
	はまぐり・つくだ煮		46	49	12	39	0	0.19	0.19	0.04	3.3	3.2
	さくらえび・煮干し		37	91	9	0	0	0.13	0.11	0.02	1.1	3.1
	ずわいがに・缶詰・水煮		136	94	5	1	0	0.05	0.11	0.03	0.7	2.3
	たらばがに・缶詰・水煮		111	96	3	1	0	0.03	0.07	0.01	0.2	1.7
	干しえび		43	88	11	1	0	0.19	0.12	0.05	6.5	1.6
	いか・缶詰・味付け		75	65	12	23	0	0.19	0.26	0.02	0.5	1.4
主菜	さくらえび・素干し		32	88	12	0	0	0.19	0.19	0.04	1.0	1.0
	あさり・缶詰・水煮		88	75	18	7	0	0.30	0.20	0.07	33.1	0.9
	かき・缶詰・くん製油漬		34	17	68	15	0	2.07	0.37	3.19	1.5	0.3
	❷ 肉類											
	2-1 肉類・生											
	2-1-1 牛肉											
	和牛ばら・脂身つき・生		19	9	91	0	0	3.00	0.01	0.21	0.3	0
	和牛サーロイン・脂身つき・生		20	10	90	0	0	3.27	0.01	0.22	0.2	0
	和牛サーロイン・皮下脂肪なし・生		22	12	88	0	0	3.21	0.01	0.21	0.2	0
	乳牛ばら・脂身つき・生		22	12	88	0	0	3.49	0.02	0.32	0.3	0
	和牛リブロース・皮下脂肪なし・生		22	12	87	1	0	3.15	0.01	0.24	0.2	0
	和牛かたロース・皮下脂肪なし・生		25	15	85	0	0	2.95	0.01	0.25	0.2	0
	輸入牛ばら・脂身つき・生		27	16	83	1	0	3.52	0.05	0.09	0.4	0

分類	食品	目安	食品重量 (g)	たんぱく質 (%・kcal)	脂質	炭水化物	食物繊維総量(FD) (g)	脂肪酸 飽和(SFA) (g)	脂肪酸 多価 n-3 (g)	脂肪酸 多価 n-6 (g)	鉄分 (mg)	食塩相当量 (g)
	乳牛リブロース・皮下脂肪なし・生		26	17	83	0	0	3.59	0.02	0.30	0.2	0
	乳牛かたロース・皮下脂肪なし・生		33	23	77	0	0	3.18	0.03	0.29	0.3	0
	和牛サーロイン・赤肉・生		32	23	77	0	0	2.89		0.19	0.6	0
	乳牛サーロイン・皮下脂肪なし・生		37	29	70	1	0	3.05	0.01	0.27	0.3	0
	輸入牛かたロース・皮下脂肪なし・生		42	32	68	0	0	3.11	0.05	0.16	0.5	0
	輸入牛リブロース・皮下脂肪なし・生		40	32	68	0	0	3.23	0.04	0.13	0.5	0
	輸入牛サーロイン・皮下脂肪なし・生		42	34	65	1	0	3.12	0.05	0.08	0.5	0
	和牛ヒレ・赤肉・生		45	36	63	1	0	2.60	0.01	0.21	1.1	0
	牛ひき肉・生		45	36	63	1	0	2.43	0.03	0.24	1.0	0
主菜	和牛もも・皮下脂肪なし・生	3cm角3個	46	38	61	1	0	2.11	0.01	0.20	0.4	0
	乳牛もも・皮下脂肪なし・生	3cm角3個	55	48	51	1	0	2.03	0.01	0.24	0.7	0.1
	乳牛ヒレ・赤肉・生		54	49	50	1	0	2.11	0.01	0.25	1.2	0.1
	乳牛サーロイン・赤肉・生		56	50	48	2	0	2.11	0.01	0.21	1.2	0.1
	輸入牛ヒレ・赤肉・生		75	65	34	0	0	1.50	0.06	0.11	2.1	0.1
	輸入牛もも・赤肉・生		71	68	31	1	0	1.13	0.02	0.12	2.0	0.1
	輸入牛サーロイン・赤肉・生		73	68	30	2	0	1.21	0.04	0.06	1.6	0.1
	2-1-2 豚肉											
	豚ばら・脂身つき・生		23	13	87	0	0	3.55	0.04	0.76	0.1	0
	豚ロース・脂身つき・生		34	27	73	0	0	3.09	0.04	0.73	0.1	0
	豚かたロース・脂身つき・生		39	29	71	0	0	2.88	0.05	0.74	0.3	0
	豚そともも・脂身つき・生		37	28	71	1	0	2.63	0.04	0.68	0.2	0
	豚かた・脂身つき・生		42	32	68	0	0	2.61	0.05	0.69	0.2	0
	豚かたロース・皮下脂肪なし・生		44	35	65	0	0	2.62	0.04	0.67	0.3	0
	豚ひき肉・生		45	36	64	0	0	2.59	0.05	0.72	0.5	0

分類	食品	目安	食品重量 (g)	たんぱく質 (%・kcal)	脂質	炭水化物 (g)	食物繊維総量(FD) (g)	脂肪酸 飽和(SFA) (g)	脂肪酸 多価 n-3 (g)	脂肪酸 多価 n-6 (g)	鉄分 (mg)	食塩相当量 (g)
	豚ロース・皮下脂肪なし・生		46	40	59	1	0	2.44	0.04	0.57	0.1	0
	豚かた・皮下脂肪なし・生		54	45	55	0	0	2.07	0.04	0.57	0.3	0.1
	豚もも・皮下脂肪なし・生		61	55	45	0	0	1.64	0.02	0.43	0.3	0.1
	豚もも・赤肉・生		70	65	35	0	0	1.22	0.02	0.32	0.6	0.1
	豚ロース・赤肉・生		71	69	31	0	0	1.10	0.01	0.26	0.4	0.1
	豚ヒレ・赤肉・生		89	85	14	1	0	0.43	0.01	0.20	1.1	0.1
2-1-3 鶏肉												
	若鶏肉・もも・皮つき・生		50	34	66	0	0	2.15	0.04	0.86	0.2	0
	若鶏肉・手羽・皮つき・生		47	35	65	0	0	1.99	0.07	0.96	0.2	0.1
	若鶏肉・むね・皮つき・生		52	43	57	0	0	1.84	0.04	0.76	0.2	0.1
	鶏ひき肉・生		60	53	47	0	0	1.41	0.07	0.70	0.7	0.1
	若鶏肉・もも・皮なし・生		86	68	32	0	0	0.93	0.03	0.45	0.3	0.1
	若鶏肉・むね・皮なし・生		92	87	13	0	0	0.36	0.02	0.18	0.2	0.1
	若鶏肉・ささ身・生		96	93	7	0	0	0.16	0.01	0.11	0.2	0.1
2-1-4 内臓・皮												
主菜	鶏・皮もも・生		19	5	95	0	0	3.17	0.06	1.22	0.1	0
	フォアグラ・ゆで		20	7	92	1	0	3.59	0	0.12	0.5	0
	牛・第四胃・ゆで(ギアラ)		30	14	86	0	0	3.88	0.02	0.20	0.5	0
	牛・小腸・生(ホソ)		35	15	85	0	0	4.11	0.03	0.10	0.4	0.1
	牛・舌・生(タン)		37	24	76	0	0	2.78	0	0.23	0.9	0.1
	牛・大腸・生(テッチャン)		62	24	76	0	0	2.44	0.03	0.22	0.5	0.1
	牛・第二胃・ゆで(ハチノス)		50	26	74	0	0	2.84	0.02	0.20	0.5	0.1
	豚・大腸・ゆで(シロ)		56	28	72	0	0	3.73	0.07	0.61	0.9	0.1
	豚・舌・生(タン)		45	30	69	1	0	2.62	0.02	0.60	1.0	0.1
	豚・豚足・ゆで		43	34	66	0	0	2.17	0.06	0.53	0.6	0.1
	豚・小腸・ゆで(ホソ・シロ)		58	35	65	0	0	3.47	0.05	0.44	0.8	0
	牛・直腸・生(テッポウ)		87	43	57	0	0	1.86	0.01	0.17	0.5	0.2
	牛・心臓・生(ハツ)		71	49	51	0	0	2.20	0	0.23	2.3	0.1
	豚・心臓・生(ハツ)		74	51	49	0	0	1.56	0.02	0.71	2.6	0.1
	牛・第一胃・ゆで(ミノ)		55	57	43	0	0	1.50	0.04	0.21	0.4	0.1
	牛・肝臓・生(レバー)		76	63	26	11	0	0.71	0.05	0.43	3.0	0.1
	鶏・肝臓・生(レバー)		90	72	26	2	0	0.65	0.22	0.34	8.1	0.2

分類	食品	目安	食品重量 (g)	たんぱく質 (%・kcal)	脂質	炭水化物	食物繊維総量(FD) (g)	脂肪酸 飽和(SFA) (g)	脂肪酸 多価 n-3 (g)	脂肪酸 多価 n-6 (g)	鉄分 (mg)	食塩相当量 (g)
	豚・肝臓・生(レバー)		78	67	25	8	0	0.61	0.12	0.47	10.2	0.1
	牛・第三胃・生(センマイ)		162	80	20	0	0	0.62	0	0.15	11.0	0.2
	鶏・軟骨・生		185	90	7	3	0	0.17	0	0.06	0.6	1.9
2-1-5 その他肉類												
	あいがも・肉・皮つき・生		30	18	82	0	0	2.41	0.10	1.61	0.6	0.1
	マトン・ロース・脂身つき・生		42	32	68	0	0	2.77	0.07	0.25	1.0	0
	ラム・ロース・脂身つき・生		44	33	66	1	0	2.52	0.09	0.25	0.7	0
	マトン・もも・脂身つき・生		45	35	64	1	0	3.08	0.08	0.17	1.1	0
	くじら・さらしくじら		324	73	27	0	0	0.36	0.36	0.10	0	0
	くじら・肉・赤肉・生		94	96	4	0	0	0.08	0.04	0.02	2.4	0.2
2-2 肉類・加工品												
	ボンレスハム		85	63	31	6	0	1.00	0.05	0.42	0.6	2.4
	生ハム・長期熟成		37	38	62	0	0	2.43	0.04	0.61	0.4	2.1
	プレスハム		85	52	34	14	0	1.28	0.07	0.31	1.0	2.0
	焼き豚		58	45	43	12	0	1.46	0.05	0.55	0.4	1.4
主	ショルダーベーコン		54	37	58	5	0	2.07	0.05	0.60	0.4	1.3
菜	ロースハム		51	34	64	2	0	2.54	0.07	0.64	0.3	1.3
	焼き鳥・缶詰		57	42	40	18	0	1.18	0.06	0.91	1.6	1.2
	牛・缶詰・味付け		64	49	25	26	0	1.17	0.03	0.07	2.2	1.2
	骨付ハム		46	30	68	2	0	2.35	0.06	0.72	0.3	1.1
	生ハム・促成		40	39	60	1	0	2.62	0.05	0.72	0.3	1.1
	コンビーフ・缶詰		49	39	58	3	0	3.13	0.03	0.12	1.7	0.9
	ボロニアソーセージ		40	20	75	5	0	3.07	0.09	0.86	0.4	0.8
	セミドライソーセージ		29	18	79	3	0	3.29	0.13	0.90	0.6	0.8
	混合ソーセージ		37	17	76	7	0	2.50	0.13	0.57	0.5	0.8
	ドライソーセージ		20	20	78	2	0	3.22	0.12	0.79	0.5	0.7
	ショルダーハム		43	28	71	1	0	2.56	0.07	0.88	0.4	0.7
	フランクフルトソーセージ		34	17	75	8	0	2.95	0.08	0.95	0.3	0.7
	生ソーセージ		36	20	79	1	0	3.20	0.08	0.94	0.3	0.6
	ポークウインナー		31	16	80	4	0	3.15	0.06	1.05	0.2	0.6
	ベーコン		25	13	87	0	0	3.66	0.07	0.81	0.1	0.5
	ローストビーフ		51	44	54	2	0	2.19	0.03	0.17	1.2	0.4

分類	食品	目安	食品重量 (g)	たんぱく質 (%・kcal)	脂質	炭水化物 (g)	食物繊維総量(FD) (g)	脂肪酸 飽和(SFA)	脂肪酸 多価 n-3	脂肪酸 多価 n-6 (g)	鉄分 (mg)	食塩相当量 (g)
❸ 大豆製品													
	油揚げ	1枚	26	20	77	3	0.3	1.58	0.57	3.94	1.1	0
	がんもどき	1/2個	44	27	70	3	0.6	1.42	0.51	3.54	1.6	0.2
	生揚げ	1/2丁	67	30	68	2	0.5	1.39	0.50	3.46	1.7	0
	沖縄豆腐		94	36	61	3	0.5	1.20	0.43	2.98	1.6	0.4
	焼き豆腐	1/3丁	114	37	58	5	0.6	1.14	0.41	2.84	1.8	0
	高野豆腐	1枚	19	39	57	4	0.3	1.10	0.40	2.75	1.3	0.2
	木綿豆腐	1/2丁	139	38	53	9	0.6	1.03	0.38	2.56	1.3	0
	ゆば・生		43	39	53	8	0.3	0.82	0.39	2.66	1.6	0
	絹ごし豆腐	1/2丁	180	37	49	14	0.5	0.95	0.34	2.35	1.4	0
	充てん豆腐		169	35	47	18	0.5	0.93	0.34	2.30	1.4	0
主菜	挽きわり納豆		52	34	44	22	3.0	0.76	0.38	2.40	1.3	0
	糸引き納豆	小1パック	50	33	42	25	3.4	0.74	0.37	2.33	1.7	0
❹ 卵類													
	卵黄・生		26	18	81	1	0	2.38	0.14	1.25	1.6	0
	うずら卵・缶詰・水煮	9個	55	26	73	1	0	2.32	0.19	0.79	1.5	0.3
	うこっけい卵・全卵・生		57	30	70	0	0	2.05	0.12	0.97	1.3	0.2
	うずら卵・全卵・生	9個	56	30	69	1	0	2.16	0.18	0.71	1.7	0.2
	全卵・ポーチドエッグ	L玉1個	61	32	67	1	0	1.96	0.11	1.02	1.3	0.2
	全卵・生	L玉1個	66	35	64	1	0	1.88	0.11	0.99	1.2	0.3
	だし巻きたまご		78	35	63	2	0	1.87	0.13	1.07	1.3	0.9
	たまご豆腐		127	33	57	10	0	1.72	0.10	0.93	1.1	1.1
	厚焼きたまご		66	29	54	17	0	1.56	0.13	0.97	1.0	0.7
	卵白・生		214	97	0	3	0	0	0	0	0	1.1

100kcal食品交換表【副菜】

1日の総摂取エネルギー量の20%が目安

　一般には，野菜，果物，乳製品を含め副菜としますが，食品交換にあたっては野菜（緑黄色野菜，淡色野菜），果実，乳製品に分けて考えます。

（1）**野菜**

　野菜は，可食部100g当たりカロテンを600μg以上含む食品を緑黄色野菜，カロテンの含有量がそれ以下の野菜を淡色野菜といいます。

　野菜は水分量と灰分を豊富に含んだ食品です。100kcal当たりの食品重量が大きいことから「カサ」があり，ほかの食材に比べ，同じエネルギー量でも満腹感を得やすい食品です。また灰分が多いということは，ビタミンやミネラルを多く含むということを意味します（なお，漬物や加工品の食塩量には注意が必要です）。

　野菜の1回量は100〜120g「刻んだ野菜を片手でおおえる程度」（25 kcal）を目安とします。1日に4回量（うち1回は具沢山の味噌汁）とし，緑黄色野菜で1回量，残りの2回量を淡色野菜として，1日300〜400g（100kcal）を使用します。

　エネルギー源の多くは炭水化物に由来し，食物繊維の補給源として期待できます。

　なお，100kcal当たりの重量が200g以下の西洋かぼちゃ，えだまめ，れんこん，たまねぎなどは炭水化物が多いので，摂り過ぎに注意が必要です。

代表的な緑黄色野菜，淡色野菜には以下のものがあります。

緑黄色野菜：ほうれんそう，こまつな，しゅんぎく，ピーマン，にんじん，など。

淡色野菜：きゃべつ，きゅうり，レタス，だいこん，はくさい，など。

(2) 果実類

1日100kcalを目安とします。ビタミンや食物繊維の補給源として期待できますが，多く摂取すると中性脂肪（トリグリセライド）を高めることがあるので，摂取量には注意が必要です。また特例ですがアボカドは脂質が多いので注意しましょう。

(3) 乳製品

1日100kcalを目安とします。乳製品はPFC比で見ると脂質（F）の比率が高い食品が多いので選択に注意します。また含有されるビタミンやミネラルも限定されるため，1日1,400kcal以下の肥満治療食などでは，総合栄養食品や経腸栄養食品を使用した方がビタミンやミネラルの補給には有効です。

❶ 野菜

1-1 緑黄色野菜・生

分類	食品	目安	食品重量 (g)	たんぱく質	脂質 (%・kcal)	炭水化物	食物繊維総量 (FD) (g)	脂肪酸 飽和 (SFA) (g)	脂肪酸 多価 n-3 (g)	脂肪酸 多価 n-6 (g)	鉄分 (mg)	食塩相当量 (g)
	にんじん・皮むき・生		270	5	2	93	6.7	0.27	0.10	0.79	0.5	0
	西洋かぼちゃ・生		110	6	3	91	3.9	0.04	0.02	0.04	0.6	0
	西洋かぼちゃ・冷凍		120	7	3	90	5.0	0.15	0.09	0.15	0.6	0
	日本かぼちゃ・生		203	9	2	89	5.7	0.02	0.02	0.04	1.0	0
	にんじん・冷凍		283	6	5	89	8.2	0.28	0.10	0.82	0.8	0.6
	ミニキャロット・生		308	6	5	89	8.3	0.06	0.03	0.12	0.9	0
	ミニトマト・生		342	9	3	88	4.8	0.07	0	0.07	1.4	0
	わけぎ・生		330	13	0	87	9.2	0.00	0	0	1.3	0
	ピーマン・赤・生		335	8	6	86	5.4	0.11	0.05	0.09	1.3	0
	茎にんにく・生		222	10	6	84	8.4	0.07	0.03	0.13	1.1	0
	きんときにんじん・皮むき・生		223	11	6	83	8.0	0.04	0.02	0.11	0.9	0
	のざわな・生		644	14	5	81	12.9	0.07	0.10	0.06	3.9	0.6
	たいさい・生		644	14	5	81	10.3	0.07	0.10	0.06	7.1	0.6
副菜	切りみつば・生		570	14	5	81	14.2	0.06	0.09	0.05	1.7	0
	葉ねぎ・生		321	12	8	80	9.3	0.13	0.13	0.13	2.2	0
	糸みつば・生		747	16	6	78	17.2	0.08	0.11	0.07	6.7	0
	しそ・実・生		244	20	2	78	21.8	0.03	0.04	0.02	2.9	0
	オクラ・生		329	17	6	77	16.5	0.11	0.05	0.09	1.6	0
	花にら		365	17	6	77	10.2	0.08	0.11	0.07	1.8	0
	だいこん葉・生		398	21	3	76	15.9	0.04	0.08	0	12.3	0.4
	つるむらさき・生		790	13	13	74	17.4	0.18	0.24	0.14	3.9	0
	リーフレタス・生		624	21	5	74	11.8	0.07	0.10	0.06	6.2	0
	きょうな・生		428	23	4	73	12.9	0.05	0.07	0.04	9.0	0.4
	こねぎ・生		375	18	9	73	9.4	0.13	0.17	0.10	3.7	0
	根みつば・生		497	23	4	73	14.4	0.06	0.08	0.04	9.0	0
	あしたば・生		305	25	3	72	17.1	0.03	0.05	0.03	3.0	0.6
	しそ・葉・生		269	26	2	72	19.7	0.03	0.04	0.02	4.6	0
	たかな・生		475	21	8	71	11.9	0.11	0.15	0.09	8.1	0.5
	おかひじき・生		580	20	10	70	14.5	0.13	0.18	0.10	7.5	0.6
	さんとうさい・生		727	18	12	70	16.0	0.16	0.22	0.13	5.1	0

分類	食品	目安	食品重量 (g)	たんぱく質 (%·kcal)	脂質	炭水化物	食物繊維総量 (FD) (g)	脂肪酸 飽和 SFA (g)	脂肪酸 多価 n-3 (g)	脂肪酸 多価 n-6 (g)	鉄分 (mg)	食塩相当量 (g)
	めきゃべつ・生		200	28	2	70	11.0	0.02	0.03	0.02	2.0	0
	かぶ葉・生		491	28	4	68	14.2	0.05	0.08	0.04	10.3	0
	こごみ・若芽・生		358	26	6	68	18.6	0	0	0	2.1	0
	にら・生		478	20	12	68	12.9	0.16	0.22	0.13	3.3	0
	よもぎ・生		216	27	5	68	16.9	0.07	0.10	0.06	9.3	0
	せり・生		571	28	5	67	14.3	0.06	0.09	0.05	9.1	0
	パセリ・生		226	20	13	67	15.4	0.18	0.24	0.14	17.0	0
	からしな・生		390	31	3	66	14.4	0.04	0.06	0.04	8.6	0.8
	しゅんぎく・生		454	25	11	64	14.5	0.09	0.32	0.14	7.7	0.9
	葉だいこん・生		545	27	9	64	14.2	0.12	0.17	0.10	7.6	0.5
	つまみな・生		500	23	13	64	11.5	0.15	0.30	0.05	16.5	0.5
	なばな和種・生		302	32	5	63	12.7	0.07	0.09	0.05	8.8	0
	こまつな・生		719	26	12	62	13.7	0.14	0.43	0.07	20.1	0
	タアサイ・生		787	25	13	62	15.0	0.18	0.24	0.14	5.5	0.8
	なばな洋種・生		288	29	10	61	10.6	0	0	0	2.6	0
副菜	クレソン・茎葉・生		672	34	6	60	16.8	0.07	0.10	0.06	7.4	0.7
	とうがらし・果実・生		104	10	30	60	10.7	0.57	0.26	0.47	2.1	0
	バジル・生		414	20	21	59	16.5	0.28	0.38	0.22	6.2	0
	モロヘイヤ・生		260	31	11	58	15.4	0.15	0.26	0.12	2.6	0
	サラダな・生		731	30	12	58	13.2	0.15	0.37	0.15	17.5	0
	かいわれだいこん・生		474	24	20	56	9.0	0.26	0.36	0.21	2.4	0
	ほうれんそう・生・年間平均値		505	27	17	56	14.2	0.20	0.61	0.20	10.1	0
	ブロッコリー・生		301	32	13	55	13.2	0	0	0	3.0	0.3
	ほうれんそう・冷凍		481	39	8	53	14.9	0.10	0.29	0.10	8.2	1.4
	トウミョウ・生		320	37	13	50	9.9	0.22	0.07	0.48	3.2	0
1-2 緑黄色野菜・加工食品
	たかな漬		299	20	5	75	15.5	0.07	0.09	0.05	6.3	17.3
	ひろしまな・塩漬		610	18	10	72	14.6	0.14	0.19	0.11	4.9	12.8
	さんとうさい・塩漬		489	18	12	70	14.7	0.16	0.23	0.13	2.9	11.2
	かぶ・ぬか味噌漬・葉		292	24	2	74	11.7	0.03	0.04	0.03	6.4	11.1
	のざわな・調味漬		427	18	0	82	13.2	0.00	0.00	0.00	3.0	10.2

分類	食品	目安	食品重量 (g)	たんぱく質 (%)	脂質 (kcal)	炭水化物	食物繊維総量(FD) (g)	脂肪酸 飽和(SFA) (g)	脂肪酸 多価 n-3 (g)	脂肪酸 多価 n-6 (g)	鉄分 (mg)	食塩相当量 (g)
	たいさい・塩漬		498	19	4	77	12.4	0.06	0.08	0.04	6.5	9.0
	きょうな・塩漬		373	18	3	79	13.1	0.04	0.06	0.03	4.9	8.6
	のざわな・塩漬		543	16	5	79	13.6	0.06	0.08	0.05	2.2	8.2
	かぶ・塩漬・葉		348	20	6	74	12.5	0.08	0.11	0.06	9.1	8.0
	にんじんジュース・缶詰		354	6	3	91	0.7	0.36	0.13	1.03	0.7	0
1-3 淡色野菜・生												
	ふき・生		874	6	0	94	11.4	0	0	0	0.9	0.9
	れんこん・ゆで		151	5	1	94	3.5	0.02	0	0.03	0.6	0
	根深ねぎ・生		360	4	3	93	7.9	0.04	0.06	0.03	0.7	0
	ごぼう・生		154	8	1	91	8.8	0.01	0.01	0.03	1.1	0
	たまねぎ・生		267	7	2	91	4.3	0.03	0	0.05	0.5	0
	れんこん・生		152	8	1	91	3.0	0	0	0.03	0.8	0.2
	たまねぎ・水さらし		386	6	3	91	5.8	0.03	0	0.08	0.8	0
	赤たまねぎ・生		264	7	2	91	4.5	0.03	0.01	0.05	0.8	0
	ゆりね・生		80	8	1	91	4.3	0.01	0	0.02	0.8	0
副菜	エシャロット・生		131	8	2	90	14.9	0.03	0.01	0.05	1.0	0
	そうめんかぼちゃ・生		411	7	3	90	6.2	0.07	0.03	0.05	1.2	0
	だいこん根・皮むき・生		565	6	5	89	7.3	0.72	1.04	0.32	1.1	0
	はやとうり・生・白色種		505	7	4	89	6.1	0.08	0.04	0.07	1.5	0
	うど・水さらし		735	11	0	89	11.8	0	0	0	0.7	0
	かぶ根・皮むき・生		478	8	4	88	6.7	0.05	0.02	0.10	1.0	0
	とうがん・生		640	8	5	87	8.3	0.10	0.05	0.09	1.3	0
	トマト・生		517	9	4	87	5.2	0.10	0	0.10	1.0	0
	ピーマン・黄・生		368	7	6	87	4.8	0.12	0.05	0.10	1.1	0
	くわい・生		80	14	1	85	1.9	0.01	0	0.02	0.6	0
	チコリー・生		611	15	0	85	6.7	0	0	0	1.2	0
	うど・生		551	11	5	84	7.7	0.06	0.08	0.05	1.1	0
	しょうが・生		329	8	8	84	6.9	0.10	0.05	0.20	1.6	0
	なす・生		460	12	4	84	10.1	0.14	0	0	1.4	0
	べいなす・生		446	12	4	84	10.7	0.13	0	0	1.8	0
	ふきのとう・生		235	14	2	84	15.0	0	0	0	3.0	0
	アーティチョーク・生		210	12	4	84	18.3	0	0	0	1.7	0.2

分類	食 品	目安	食品重量 (g)	たんぱく質 (%・kcal)	脂質	炭水化物	食物繊維総量 (g)	飽和 (SFA) (g)	多価 n-3 (g)	多価 n-6 (g)	鉄分 (mg)	食塩相当量 (g)
	やまうど・生		530	14	4	82	9.5	0.06	0.08	0.05	1.6	0
	スナップえんどう・若さや・生		231	16	2	82	5.8	0.03	0.01	0.07	1.4	0
	ぜんまい・生		350	15	3	82	13.3	0	0	0	2.1	0
	ピーマン・青・生		453	10	8	82	10.4	0.09	0.05	0.14	1.8	0
	レタス・生		813	12	7	81	8.9	0.08	0.08	0.08	2.4	0
	レッドきゃべつ・生		337	16	3	81	9.4	0.03	0.03	0.03	1.7	0
	にんにく・生		75	12	8	80	4.3	0.13	0.03	0.28	0.6	0
	はくさい・生		704	14	6	80	9.1	0.07	0.14	0	2.1	0
	わさび・生		114	18	2	80	5.0	0.02	0.01	0.05	0.9	0.1
	きゃべつ・生		427	14	7	79	7.7	0.09	0.04	0.04	1.3	0
	スイートコーン カーネル・冷凍		101	8	13	79	2.8	0.22	0.02	0.48	0.2	0
	グリーンボール・生		510	17	4	79	8.2	0.06	0.08	0.05	2.0	0
	はつかだいこん・生		668	15	6	79	8.0	0.07	0.03	0.13	2.0	0
	さやいんげん・若さや・生		427	19	4	79	10.2	0.06	0.02	0.13	3.0	0
副菜	きゅうり・生		715	17	6	77	7.9	0.07	0.07	0	2.1	0
	セロリー・葉柄・生		680	17	6	77	10.2	0.14	0	0.20	1.4	0.7
	スイートコーン・ホール・冷凍		103	10	13	77	2.9	0.30	0.02	0.56	0.6	0
	チンゲンサイ・生		1059	16	9	75	12.7	0.12	0.16	0.10	11.7	1.1
	みょうが・生		812	18	2	75	17.1	0	0	0	4.1	0
	さやえんどう・若さや・生		278	21	5	74	8.3	0.08	0.03	0.17	2.5	0
	ししとうがらし・生		364	17	9	74	13.1	0.17	0.08	0.15	1.8	0
	ヤングコーン・生		348	20	6	74	9.4	0.09	0.03	0.21	1.4	0
	葉しょうが・生		899	12	15	73	14.4	0.18	0.09	0.36	3.6	0
	スイートコーン・生		109	11	16	73	3.3	0.28	0.02	0.58	0.9	0
	コスレタス・生		597	17	10	73	11.4	0.12	0.12	0.06	3.0	0
	サニーレタス・生		624	18	10	72	12.5	0.14	0.19	0.11	11.2	0
	グリンピース・冷凍		102	23	6	71	6.0	0.10	0.03	0.18	1.8	0.2
	ズッキーニ・果実・生		714	23	6	71	9.3	0.11	0.05	0.10	3.6	0
	ぜんまい・ゆで		484	13	16	71	16.9	0	0	0	1.5	0
	カリフラワー・生		374	27	3	70	10.9	0	0	0	2.2	0
	わらび・生・ゆで		658	24	6	70	19.7	0	0	0	3.9	0

分類	食品	目安	食品重量 (g)	たんぱく質 (%・kcal)	脂質 (%・kcal)	炭水化物 (%・kcal)	食物繊維総量 (g)	脂肪酸 飽和 SFA (g)	脂肪酸 多価 n-3 (g)	脂肪酸 多価 n-6 (g)	鉄分 (mg)	食塩相当量 (g)
	ブラックマッペ・もやし・生		689	34	0	66	9.6	0	0	0	2.8	0
	グリンピース・生		107	30	4	66	8.3	0.05	0.01	0.08	1.8	0
	黄にら		564	29	5	66	11.3	0.06	0.09	0.05	3.9	0
	たけのこ・ゆで		335	29	6	65	11.1	0.07	0.03	0.13	1.3	0
	りょくとうもやし・生		701	29	6	65	9.1	0.09	0.03	0.21	2.1	0
	アスパラ・生		456	29	8	63	8.2	0.10	0.14	0.08	3.2	0
	たけのこ・生		387	34	6	60	10.8	0.08	0.04	0.15	1.5	0
	そらまめ・生		92	40	2	58	2.4	0.03	0	0.05	2.1	0
	たらのめ・生		367	38	6	56	15.4	0	0	0	3.3	0
	えだまめ・冷凍		63	33	40	27	4.6	0.60	0.31	1.79	1.6	0
	だいずもやし・生		271	40	34	26	6.2	0.54	0.35	1.74	1.4	0
	えだまめ・生		74	35	39	26	3.7	0.62	0.38	1.67	2.0	0
1-4 淡色野菜・加工品												
	ザーサイ・漬物		428	26	4	70	19.7	0.05	0.07	0.04	12.4	58.6
	しょうが・酢漬		519	3	17	80	12.5	0.21	0.10	0.41	4.7	36.9
副菜	きゅうり・ぬか味噌漬		376	14	3	83	5.6	0.04	0.04	0	1.1	19.9
	きゅうり・塩漬		607	15	5	80	7.9	0.71	0.50	0.24	1.2	15.2
	だいこん・味噌漬		129	16	3	81	4.3	0.16	0.24	0.07	2.2	14.4
	はくさい・塩漬		610	21	5	74	11.0	0.06	0.12	0	2.4	14.0
	なす・しば漬		332	11	6	83	14.6	0.92	0.03	0.13	5.7	13.6
	だいこん・ぬか味噌漬		331	12	3	85	6.0	0.42	0.61	0.19	1.0	12.6
	しろうり・塩漬		607	15	5	80	13.3	0.10	0.05	0.08	1.2	12.1
	やまごぼう・味噌漬		139	16	1	83	9.7	0.01	0.01	0.03	1.8	9.8
	なす・塩漬		438	15	4	81	11.8	1.22	0.04	0.16	2.6	9.6
	なす・ぬか味噌漬		374	15	3	82	10.1	1.04	0.03	0.14	1.9	9.3
	干しだいこん漬		367	19	3	78	13.6	0.47	0.68	0.21	3.7	9.2
	きゅうり・しょうゆ漬		201	16	7	77	6.8	0.24	0.17	0.08	2.6	8.2
	かぶぬか味噌漬け・根・皮つき		361	15	3	82	7.2	0.04	0.02	0.07	1.1	8.0
	梅干し・調味漬		104	6	6	88	2.6	0.08	0.06	0.07	2.5	7.9
	すぐき漬		294	19	17	64	15.3	0.23	0.32	0.19	2.6	6.5
	しょうが・甘酢漬		196	1	5	94	3.9	0.06	0.03	0.12	1.0	5.9
	だいこん・べったら漬		175	4	1	95	3.2	0.22	0.32	0.10	0.7	5.3

分類	食品	目安	食品重量 (g)	たんぱく質 (%·kcal)	脂質	炭水化物	食物繊維総量(FD) (g)	脂肪酸 飽和(SFA) (g)	脂肪酸 多価 n-3 (g)	脂肪酸 多価 n-6 (g)	鉄分 (mg)	食塩相当量 (g)
副菜	はくさい・キムチ		220	25	6	69	5.9	0.21	0.53	0.06	1.3	4.8
	しなちく・塩抜き		513	13	21	66	18.0	0.26	0.13	0.51	1.0	4.6
	アスパラ・缶詰・水煮		454	27	4	69	7.7	0.05	0.07	0.04	4.1	4.1
	なす・からし漬		85	5	1	94	3.6	0.24	0.01	0.03	1.3	4.1
	だいこん・福神漬		73	6	1	93	2.9	0.09	0.14	0.04	1.0	3.7
	トマト・缶詰・ホール・食塩添加品		511	11	9	80	6.6	0.15	0.05	0.26	2.0	3.6
	トマト・缶詰ミックスジュース・食塩添加品		595	9	0	91	4.2	0.00	0	0	1.8	3.6
	トマト・缶詰ジュース・食塩添加品		594	10	5	85	4.2	0.12	0	0.12	1.8	3.6
	しろうり・奈良漬		64	7	1	92	1.5	0.01	0	0.01	0.4	2.7
	だいこん・守口漬		54	8	1	91	1.8	0.07	0.10	0.03	0.4	1.9
	らっきょう・甘酢漬		87	2	1	97	2.7	0.02	0.01	0.03	1.0	1.9
	わさび漬		69	20	3	77	1.9	0.03	0.02	0.07	0.6	1.7
	きゅうりピクルス・スイート型		149	1	1	98	2.5	0.17	0.12	0.06	0.3	1.6
	スイートコーン・缶詰・クリームスタイル		119	6	5	89	2.1	0	0	0	0.5	0.8
	スイートコーン・缶詰・ホールカーネルスタイル		122	8	5	87	4.0	0	0	0	0.5	0.6
	切干しだいこん		36	6	1	93	7.4	0.02	0.01	0.04	3.5	0.3
	かんぴょう・乾		38	7	1	92	11.5	0	0	0	1.1	0
	干しずいき・乾		41	7	1	92	10.5	0	0	0	3.7	0
	菊のり		34	10	1	89	10.1	0	0	0	3.8	0
	じゅんさい・びん詰・水煮		2200	21	0	79	22.0	0	0	0	0.0	0
	たけのこ・缶詰・水煮		444	29	7	64	10.2	0.09	0.04	0.18	1.3	0
	トマト・缶詰・ホール・食塩無添加		511	11	9	80	6.6	0.15	0.05	0.26	2.0	0
	トマト・缶詰ジュース・食塩無添加		594	10	5	85	4.2	0.12	0	0.12	1.8	0
	トマト・缶詰ミックスジュース・食塩無添加		595	9	0	91	4.2	0	0	0	1.8	0

❷ 果実類

2-1 果物・生

分類	食品	目安	食品重量 (g)	たんぱく質 (%・kcal)	脂質 (%・kcal)	炭水化物 (%・kcal)	食物繊維総量(FD) (g)	脂肪酸 飽和(SFA) (g)	脂肪酸 多価 n-3 (g)	脂肪酸 多価 n-6 (g)	鉄分 (mg)	食塩相当量 (g)
副菜	ぶどう・生		170	2	1	97	0.9	0.02	0	0.02	0.2	0
	りんご・生	中1個	185	1	2	97	2.8	0.02	0	0.04	0	0
	日本なし・生		235	2	2	96	2.1	0.03	0.02	0.03	0	0
	西洋なし・生		186	2	2	96	3.5	0.02	0.02	0.02	0.2	0
	マンゴー・生		157	3	1	96	2.0	0.02	0.01	0.02	0.3	0
	渋抜きがき・生		158	3	1	96	4.4	0.02	0.02	0	0.2	0
	甘がき・生		166	2	3	95	2.7	0.03	0.03	0	0.3	0
	びわ・生		250	3	2	95	4.0	0.02	0.02	0.03	0.2	0
	ブルーベリー・生		204	3	2	95	6.7	0.03	0.02	0.02	0.4	0
	温州みかん 薄皮とも・早生・生		220	4	2	94	1.5	0.01	0.01	0.02	0.2	0
	パイナップル・生		196	4	2	94	2.9	0.03	0.02	0.02	0.4	0
	バナナ・生		116	4	2	94	1.3	0.03	0.02	0.03	0.3	0
	いちじく・生		184	4	2	94	3.5	0.02	0.02	0.02	0.6	0
	温州みかん 薄皮なし・早生・生		231	4	2	94	0.9	0.02	0.01	0.02	0.2	0
	ライチー・生		158	5	1	94	1.4	0.02	0.01	0.02	0.3	0
	さくらんぼ・米国産・生		151	6	1	93	2.1	0.02	0.01	0.02	0.5	0
	すいか・生・赤肉種		270	5	2	93	0.8	0.03	0.02	0.02	0.5	0
	もも・生		253	5	2	93	3.3	0.03	0.02	0.02	0.3	0
	キウイフルーツ・生		189	6	2	92	4.7	0.02	0.08	0.02	0.6	0
	はっさく薄皮なし・生		223	6	2	92	3.3	0.03	0.02	0.03	0.2	0
	パパイヤ・完熟・生		266	4	4	92	5.9	0.07	0.05	0.06	0.5	0
	ぶんたん薄皮なし・生		260	6	2	92	2.3	0.03	0.02	0.03	0.3	0
	いよかん・砂じょう・生		216	7	2	91	2.4	0.03	0.02	0.02	0.4	0
	さくらんぼ・国産・生		167	6	3	91	2.0	0.04	0.03	0.02	0.5	0
	ひゅうがなつ薄皮なし・生		306	6	3	91	2.1	0.04	0.03	0.04	0.3	0
	グレープフルーツ 薄皮なし・生・白肉種		260	8	2	90	1.6	0.03	0.02	0.03	0	0

分類	食品	目安	食品重量 (g)	たんぱく質 (%・kcal)	脂質	炭水化物	食物繊維総量(FD) (g)	飽和(SFA) (g)	多価 n-3 (g)	多価 n-6 (g)	鉄分 (mg)	食塩相当量 (g)
	グレープフルーツ・薄皮なし・生・紅肉種		260	8	2	90	1.6	0.03	0.02	0.03	0	0
	いちご・生		290	9	2	89	4.1	0.03	0.06	0.09	0.9	0
	バレンシアオレンジ・薄皮なし・生(福原オレンジ以外)		253	9	2	89	2.0	0.03	0.02	0.03	0.8	0
	メロン・温室・生		240	9	2	89	1.2	0.03	0.02	0.02	0.7	0
	ごれんし・生(スターフルーツ)		331	8	3	89	6.0	0.04	0.03	0.04	0.7	0
	まくわうり・生・黄肉種(プリンスメロン)		316	9	3	88	3.2	0.04	0.03	0.04	0.6	0
	すだち・果皮・生		148	9	4	87	14.9	0.06	0.04	0.05	0.6	0
	レモン・全果・生		186	6	11	83	9.1	0.09	0.07	0.13	0.4	0
	ドリアン・生		75	6	21	73	1.6	0.89	0.09	0.12	0.4	0
	アボカド・生	1/4個	53	4	84	12	2.8	1.71	0.07	1.08	0.4	0
2-2 果物・加工品(ジャムを除く)												
副菜	アセロラ・10%果汁入り飲料		236	1	0	99	0.5	0	0	0	0.2	0
	りんご・50%果汁入り飲料		216	1	0	99	0	0	0	0.02	0.2	0
	温州みかん・果粒入りジュース		211	1	0	99	0	0	0	0	0.2	0
	シイクワシャー・10%果汁入り飲料		210	1	0	99	0	0	0	0	0.2	0
	西洋なし・缶詰		118	1	1	98	1.2	0.02	0.01	0.01	0.1	0
	りんご・缶詰		121	1	1	98	0.5	0.01	0	0.02	0.2	0
	グレープフルーツ・50%果汁入り飲料		219	3	0	97	0.2	0	0	0	0.2	0
	パイナップル・濃縮還元ジュース		243	1	2	97	0	0.03	0.02	0.03	0.7	0
	パイナップル・缶詰		119	2	1	97	0.6	0.02	0.01	0.01	0.4	0
	もも・缶詰・果肉・白肉種		117	2	1	97	1.6	0.02	0.01	0.01	0.4	0
	グレープフルーツ・缶詰		142	3	0	97	0.9	0	0	0	0.1	0
	もも・缶詰・果肉・黄肉種		117	2	1	97	1.6	0.02	0.01	0.01	0.4	0
	干しぶどう		33	3	1	96	1.4	0.01	0	0.01	0.8	0
	温州みかん・缶詰・果肉		156	3	1	96	0.8	0.02	0	0.02	0.6	0
	さくらんぼ・缶詰		136	3	1	96	1.4	0.02	0.01	0.02	0.5	0

分類	食品	目安	食品重量	たんぱく質	脂質	炭水化物	食物繊維総量(FD)	脂肪酸 飽和(SFA)	脂肪酸 多価 n-3	脂肪酸 多価 n-6	鉄分	食塩相当量
			(g)	(%・kcal)			(g)	(g)			(mg)	(g)
	りんご・ストレートジュース		227	2	2	96	0	0.02	0	0.05	0.9	0
	プルーン・乾		43	4	1	95	3.1	0.01	0.01	0.01	0.4	0
	りんご・濃縮還元ジュース		232	1	4	95	0	0.05	0	0.09	0.2	0
	ぶどう・ストレートジュース		182	2	3	95	0.2	0.05	0.02	0.04	0.2	0
	温州みかん・濃縮還元ジュース		262	4	2	94	0	0.03	0	0.03	0.3	0
	温州みかん・ストレートジュース		246	4	2	94	0	0.02	0	0.02	0.5	0
	バレンシアオレンジ・ストレートジュース		236	6	0	94	0.7	0	0	0	0.2	0
	干しがき		36	2	5	93	5.1	0.05	0.07	0.01	0.2	0
	ぶどう・濃縮還元ジュース		212	2	3	93	0.2	0.08	0.02	0.06	0.6	0
	いちじく・乾		34	5	2	93	3.7	0.03	0.02	0.02	0.5	0
	グレープフルーツ・ストレートジュース		250	5	2	93	0.3	0.03	0.02	0.03	0.3	0
	ココナッツウォーター		513	3	4	93	0	0.42	0	0.5	0
	バレンシアオレンジ・濃縮還元ジュース		240	6	2	92	0.5	0.03	0.02	0.03	0.2	0
副菜	グレープフルーツ・濃縮還元ジュース		287	7	2	91	0.6	0.04	0.03	0.03	0.3	0
	なつめ・乾		35	5	6	89	4.4	0.09	0.06	0.02	0.5	0
	あんず・乾		35	11	1	88	3.4	0.02	0.01	0.02	0.8	0
	ゆず・果汁・生		467	8	4	88	1.9	0.06	0.04	0.05	0.5	0
	オリーブピクルス・グリーン		69	2	87	11	2.3	1.74	0.09	0.48	0.2	2.5
	オリーブピクルス・ライプ		85	2	87	11	2.1	1.76	0.08	0.48	0.7	1.4
	オリーブピクルス・スタッフド		73	2	87	11	2.7	1.75	0.09	0.48	0.2	3.7
	ココナッツミルク		66	4	89	7	0.1	8.77	0	0.09	0.5	0
2-3 果物・加工品（ジャム）												
	りんごジャム		47	0	0	100	0.4	0	0	0.01	0	0
	あんずジャム・高糖度		38	0	0	100	0.3	0	0	0	0.1	0
	オレンジママレード・高糖度		39	0	0	100	0.3	0.01	0	0	0	0
	あんずジャム・低糖度		49	1	0	99	0.6	0.01	0	0.01	0.1	0
	いちごジャム・低糖度		51	1	0	99	0.6	0.01	0.01	0.02	0.2	0
	オレンジママレード・低糖度		52	1	0	99	0.7	0.01	0	0.01	0.1	0
	いちごジャム・高糖度		39	1	0	99	0.5	0	0.01	0.01	0.1	0

分類	食品	目安	食品重量 (g)	たんぱく質	脂質 (%・kcal)	炭水化物	食物繊維総量 (FD) (g)	脂肪酸 飽和 (SFA) (g)	脂肪酸 多価 n-3 (g)	脂肪酸 多価 n-6 (g)	鉄分 (mg)	食塩相当量 (g)
	ぶどうジャム		52	1	0	99	0.8	0.01	0	0.01	1.7	0
	ブルーベリージャム		55	2	1	97	2.4	0.02	0.02	0.02	0.2	0
❸ 乳製品												
3-1 乳類・生												
	生乳・ジャージー種		125	19	58	23	0	4.21	0.02	0.20	0.1	0.1
	生乳・ホルスタイン種		152	21	52	27	0	3.60	0.03	0.20	0	0.2
	普通牛乳	3/4カップ	149	21	52	27	0	3.46	0.03	0.15	0	0.1
3-2 乳類・加工												
	クリーム・乳脂肪		23	2	95	3	0	6.38	0.05	0.27	0	0
	クリーム・乳脂肪・植物性脂肪		24	4	93	3	0	4.48	0.05	0.24	0	0.1
	クリーム・植物性脂肪		26	7	90	3	0	2.30	0.06	0.19	0.1	0.1
	コーヒーホワイトナー・液状・植物性脂肪		40	7	90	4	0	2.30	0.06	0.19	0	0.1
	クリームチーズ		29	10	87	3	0	5.86	0.07	0.18	0	0.2
副菜	コーヒーホワイトナー・液状・乳脂肪・植物性脂肪		44	8	85	7	0	3.79	0.05	0.21	0	0.2
	ホイップクリーム・乳脂肪		24	2	82	16	0	5.57	0.04	0.24	0	0
	ホイップクリーム・乳脂肪・植物性脂肪		24	4	79	17	0	3.81	0.04	0.20	0	0.1
	コーヒーホワイトナー・液状・乳脂肪		47	10	79	11	0	5.49	0.04	0.24	0	0.2
	チーズスプレッド		33	22	77	1	0	5.17	0.06	0.15	0.1	0.8
	ホイップクリーム・植物性脂肪		25	6	76	18	0	1.95	0.05	0.16	0	0.1
	ブルーチーズ	1切れ	29	23	76	1	0	4.92	0.04	0.19	0.1	1.1
	カマンベールチーズ	1切れ	32	26	73	1	0	4.79	0.05	0.17	0.1	0.6
	チェダーチーズ		24	26	73	1	0	4.85	0.06	0.13	0.1	0.5
	エメンタールチーズ		23	27	72	1	0	4.42	0.08	0.12	0.1	0.3
	ゴーダチーズ		26	29	70	1	0	4.67	0.05	0.13	0.1	0.5
	プロセスチーズ	1切れ	29	28	70	2	0	4.72	0.05	0.12	0.1	0.8
	エダムチーズ		28	34	64	2	0	4.48	0.04	0.10	0.1	0.6
	パルメザンチーズ	大さじ3杯	21	39	59	2	0	3.82	0.06	0.14	0.1	0.8
	ラクトアイス・普通脂肪		45	6	55	39	0	4.07	0	0.27	0	0.1

分類	食品	目安	食品重量 (g)	たんぱく質 (%·kcal)	脂質	炭水化物	食物繊維総量 (FD) (g)	脂肪酸 飽和 (SFA) (g)	脂肪酸 多価 n-3 (g)	脂肪酸 多価 n-6 (g)	鉄分 (mg)	食塩相当量 (g)
	加工乳・濃厚		136	20	52	28	0	3.71	0.03	0.16	0.1	0.1
	アイスクリーム・高脂肪		47	7	51	42	0	3.29	0.04	0.22	0	0.1
	無糖練乳		69	20	50	30	0	3.38	0.01	0.07	0.1	0.3
	全粉乳	大さじ3杯	20	22	48	30	0	3.26	0.01	0.13	0.1	0.2
	調製粉乳	大さじ3杯	19	10	47	43	0	2.19	0.07	0.91	1.3	0.1
	ヨーグルト・全脂無糖	3/4カップ	162	25	45	30	0	2.97	0.02	0.13	0	0.2
	アイスクリーム・普通脂肪		55	9	40	51	0	2.57	0.03	0.17	0.1	0.2
	カッテージチーズ	1/2カップ	96	54	39	7	0	2.61	0.02	0.10	0.1	1.0
	アイスミルク		60	8	35	57	0	2.78	0.01	0.08	0.1	0.1
	ソフトクリーム		68	10	35	55	0	2.53	0.02	0.11	0.1	0.1
副菜	乳飲料コーヒー		180	16	32	52	0	2.37	0.04	0.09	0.2	0.2
	加糖練乳	大さじ2杯	30	9	23	68	0	1.64	0.01	0.06	0.1	0.1
	加工乳・低脂肪	1カップ	215	35	20	45	0	1.44	0	0.06	0.2	0.4
	ラクトアイス・低脂肪		93	7	17	76	0	1.31	0.01	0.05	0.1	0.1
	ヨーグルト・ドリンクタイプ		154	18	7	75	0	0.51	0	0.02	0.2	0.2
	シャーベット		78	3	7	90	0	0.60	0	0.03	0.1	0
	脱脂乳		299	43	3	54	0	0.21	0	0	0.3	0.3
	脱脂粉乳	大さじ3杯	28	40	3	57	0	0.12	0	0.01	0.1	0.4
	ヨーグルト・脱脂加糖	3/4カップ	150	26	3	71	0	0.20	0	0.01	0.2	0.3
	乳酸菌飲料・乳製品		141	6	1	93	0	0.04	0	0	0	0
	乳酸菌飲料・殺菌乳製品		46	3	0	97	0	0.03	0	0	0	0
	乳酸菌飲料・非乳製品		174	3	0	97	0	0	0	0	0	0

100kcal食品交換表【油脂類】

1日の総摂取エネルギー量の10～25%が目安

主食,主菜,副菜の調理に油を使用することがしばしばありますが,油脂類のエネルギー量は,同じ重量のたんぱく質や炭水化物の2倍以上のため,摂取量に注意しましょう。また,n-6系,n-3系を多く含む油もよく考えて使用しましょう。

分類	食品	目安	食品重量 (g)	たんぱく質 (%・kcal)	脂質 (%・kcal)	炭水化物 (g)	食物繊維総量《FD》(g)	脂肪酸 飽和〈SFA〉(g)	脂肪酸 多価 n-3 (g)	脂肪酸 多価 n-6 (g)	鉄分 (mg)	食塩相当量 (g)
❶ 油(マヨネーズなどの油性調味料を含む)													
油脂類	オリーブ油	大さじ1杯	11	0	100	0	0	1.44	0.07	0.72	0	0
	ごま油	大さじ1杯	11	0	100	0	0	1.63	0.03	4.44	0	0
	サフラワー油・高オレイン酸精製油	大さじ1杯	11	0	100	0	0	0.80	0.02	1.46	0	0
	サフラワー油・高リノール酸精製油	大さじ1杯	11	0	100	0	0	1.01	0.02	7.60	0	0
	調合油	大さじ1杯	11	0	100	0	0	1.19	0.74	3.71	0	0
	有塩バター	大さじ1杯	13	0	100	0	0	5.51	0.02	0.46	0	0
	無塩バター	大さじ1杯	13	0	100	0	0	6.87	0.04	0.23	0.1	0
	ひまわり油・高リノール酸精製油	大さじ1杯	11	0	100	0	0	1.11	0.05	6.24	0	0
	ひまわり油・高オレイン酸精製油	大さじ1杯	11	0	100	0	0	0.95	0.02	0.71	0	0
	牛脂	大さじ1杯	11	0	100	0	0	4.37	0.02	0.37	0	0
	ラード	大さじ1杯	11	0	100	0	0	4.36	0.02	0.37	0	0
	大豆油	大さじ1杯	11	0	100	0	0	1.61	0.66	5.39	0	0
	ひまわり油・ミッドオレイン酸精製油	大さじ1杯	11	0	100	0	0	0.96	0.02	3.03	0	0
	ショートニング	大さじ1杯	11	0	100	0	0	3.68	0.11	0.97	0	0
	ラー油		11	0	100	0	0	1.59	0.04	4.65	0	0
	とうもろこし油	大さじ1杯	11	0	100	0	0	1.42	0.08	5.52	0	0
	綿実油	大さじ1杯	11	0	100	0	0	2.29	0.04	5.81	0	0
	なたね油	大さじ1杯	11	0	100	0	0	0.77	0.82	2.02	0	0
	パーム油	大さじ1杯	11	0	100	0	0	5.11	0.02	0.97	0	0

分類	食品	目安	食品重量 (g)	たんぱく質	脂質 (%・kcal)	炭水化物 (g)	食物繊維総量(FD) (g)	脂肪酸 飽和(SFA) (g)	脂肪酸 多価 n-3 (g)	脂肪酸 多価 n-6 (g)	鉄分 (mg)	食塩相当量 (g)
油脂類	米ぬか油	大さじ1杯	11	0	100	0	0	2.04	0.12	3.49	0	0
	パーム核油	大さじ1杯	11	0	100	0	0	8.29	0	0.26	0	0
	ソフトタイプマーガリン	大さじ1杯	13	0	99	1	0	2.88	0.15	2.97	0	0.2
	ファットスプレッド（マーガリン類；重量比油脂80％未満）	大さじ1杯	16	0	99	1	0	2.61	0.21	2.55	0	0.2
	発酵バター	大さじ1杯	13	0	97	3	0	6.72	0.04	0.25	0.1	0.2
	マヨネーズ・卵黄型		15	2	97	1	0	1.02	0.75	2.67	0.1	0.3
	マヨネーズ・全卵型		14	1	96	3	0	0.95	0.59	3.28	0.1	0.3
	フレンチドレッシング ※		25	0	93	6	0	0.89	0.75	2.56	0	0.7
	サウザンアイランドドレッシング		24	0	90	9	0.1	0.92	0.70	2.43	0.1	0.9
❷ 種実類												
	マカダミアナッツ・いり・味付け	6個	14	4	89	7	0.9	1.73	0.01	0.20	0.2	0.1
	まつ・いり		14	7	88	5	1.0	0.84	0.03	4.54	0.9	0
	くるみ・いり	3個	15	8	85	6	1.1	1.02	1.33	6.13	0.4	0
	ヘーゼルナッツ・フライ・味付け		15	7	85	6	1.1	0.91	0.01	0.77	0.5	0
	ココナッツパウダー		15	3	82	15	2.1	8.27	0	0.15	0.4	0
	ひまわり・フライ・味付け		16	11	77	12	1.1	0.93	0.01	4.62	0.6	0.1
	ごま・いり	大さじ2杯	17	12	76	8	2.1	1.31	0.03	3.88	1.7	0
	ピスタチオ・いり・味付け	20粒	16	10	76	14	1.5	1.00	0.03	2.64	0.5	0.2
	かぼちゃ・いり・味付け		17	16	75	9	1.3	1.11	0.19	3.36	1.1	0.1
	アーモンド・フライ・味付け		17	11	74	15	2.0	0.67	0	2.07	0.5	0
	バターピーナッツ		17	15	73	12	1.2	1.67	0.01	2.55	0.3	0.1
	すいか・いり・味付け		18	19	71	4	1.3	1.14	0.01	4.57	1.0	0.3
	ピーナッツバター	大さじ1杯	16	16	71	13	1.0	1.77	0.01	2.29	0.3	0.1
	らっかせい・いり・大粒種	20粒	17	16	71	13	1.2	1.53	0.02	2.51	0.3	0
	らっかせい・いり・小粒種		17	16	71	13	1.2	1.84	0.02	2.86	0.3	0
	カシューナッツ・フライ・味付け		17	12	69	19	1.2	1.73	0.01	1.39	0.8	0.1

※フレンチドレッシングにはこのほかに酢酸1kcalが含まれる。

100kcal食品交換表【アルコール】

分類	食品	目安	食品重量 (g)	たんぱく質	脂質	炭水化物 (%・kcal)	アルコール	脂肪酸 飽和(SFA) (g)	脂肪酸 多価 n-3 (g)	脂肪酸 多価 n-6 (g)	鉄分 (mg)	食塩相当量 (g)
アルコール	しょうちゅう・甲類		49	0	0	0	100	0	0	0	0	0
	しょうちゅう・乙類		69	0	0	0	100	0	0	0	0	0
	ウイスキー		42	0	0	0	100	0	0	0	0	0
	ブランデー		42	0	0	0	100	0	0	0	0	0
	ウオッカ		42	0	0	0	100	0	0	0	0	0
	ジン		35	0	0	0	100	0	0	0	0	0
	ラム酒		42	0	0	0	100	0	0	0	0	0
	赤ワイン		137	1	0	8	91	0	0	0	0.5	0
	白ワイン		137	1	0	11	88	0	0	0	0.4	0
	清酒・純米酒		97	2	0	13	85	0	0	0	0.1	0
	清酒・吟醸酒		96	1	0	14	85	0	0	0	0	0
	清酒・純米吟醸酒		97	2	0	15	83	0	0	0	0	0
	清酒・本醸造酒		94	1	0	17	82	0	0	0	0	0
	清酒・上撰		92	1	0	19	80	0	0	0	0	0
	ロゼワイン		130	1	0	20	79	0	0	0	0.5	0
	紹興酒		79	5	0	16	79	0	0	0	0.2	0
	発泡酒		224	1	0	32	67	0	0	0	0	0
	淡色ビール		251	3	0	31	66	0	0	0	0	0
	黒ビール		218	3	0	32	65	0	0	0	0.2	0
	梅酒		64	0	0	53	47	0	0	0	0	0
	薬味酒		55	0	0	59	41	0	0	0	0	0
	本みりん		41	0	0	72	28	0	0	0	0	0

100kcal食品交換表【菓子】

分類	食品	目安	食品重量 (g)	たんぱく質 (%・kcal)	脂質 (%・kcal)	炭水化物 (%・kcal)	※しょ糖 (kcal)	飽和(SFA) (g)	多価 n-3 (g)	多価 n-6 (g)	鉄分 (mg)	食塩相当量 (g)
菓子	ホワイトチョコレート	小3枚	17	5	60	35	0	3.89	0.02	0.20	0	0
	ポテトチップス		18	3	57	40	0	0.70	0.43	2.17	0.3	0.2
	ミルクチョコレート	小3枚	18	5	55	40	26	3.56	0.02	0.18	0.4	0
	ババロア		46	10	53	37	31	2.40	0.05	0.37	0.3	0
	成形ポテトチップス		19	4	53	43	0	2.40	0.01	0.41	0.2	0.2
	アップルパイ	1/5個	33	5	52	43	21	1.19	0.14	1.46	0.1	0.1
	シュークリーム	1/2個	41	14	50	36	23	1.76	0.07	0.65	0.5	0.1
	ソフトビスケット	4枚	19	4	48	48	15	2.38	0.03	0.26	0.1	0.1
	イーストドーナッツ		26	7	47	46	7	0.92	0.27	1.48	0.2	0.2
	コーンスナック		19	4	46	50	0	1.90	0.02	0.86	0.1	0.1
	オイルスプレークラッカー		20	7	41	52	0	1.83	0.04	0.52	0.2	0.3
	いもかりんとう		21	1	39	60	28	0.48	0.29	1.46	0.2	0
	ショートケーキ	1/4個	29	9	37	54	26	1.55	0.03	0.25	0.2	0.1
	小麦粉あられ		21	6	37	57	0	1.35	0.04	0.49	0.1	0.4
	カスタードプディング	1/2個	79	17	36	47	33	1.53	0.04	0.37	0.5	0.1
	サブレ		21	5	32	63	27	1.17	0.04	0.41	0.1	0.1
	ケーキドーナッツ	1/2個	27	7	28	65	24	0.82	0.09	0.63	0.2	0.1
	ウエハース		22	7	27	66	30	1.31	0.01	0.19	0.1	0.1
	キャラメル		23	4	24	72	59	1.72	0.01	0.07	0.1	0.1
	かりんとう・黒		23	7	24	69	30	0.33	0.17	0.95	0.2	0
	げっぺい		28	6	22	72	35	0.63	0.10	0.70	0.3	0
	ソーダクラッカー	7枚	23	10	21	69	0	0.86	0.01	0.21	0.2	0.4
	ハードビスケット		23	7	21	72	16	0.92	0.02	0.24	0.2	0.2
	ホットケーキ		38	11	19	70	11	0.80	0.03	0.30	0.2	0.3
	スポンジケーキ		34	11	17	72	38	0.50	0.02	0.28	0.3	0.1
	カステラ		31	8	13	79	47	0.44	0.02	0.24	0.3	0
	タルト		34	8	9	83	52	0.25	0.02	0.16	0.3	0
	どら焼	1/2個	35	9	8	83	51	0.23	0.02	0.18	0.3	0.1
	かわらせんべい		25	8	8	84	46	0.23	0.02	0.20	0.2	0.1

分類	食品	目安	食品重量 (g)	たんぱく質	脂質 (%・kcal)	炭水化物	しょ糖 (kcal)	脂肪酸 飽和(SFA)	脂肪酸 多価 n-3	脂肪酸 多価 n-6 (g)	鉄分 (mg)	食塩相当量 (g)
菓子	衛生ボーロ		26	3	5	92	48	0.16	0.01	0.08	0.2	0
	くりまんじゅう		32	8	4	88	52	0.10	0.01	0.10	0.4	0
	今川焼	1/2個	45	8	4	88	42	0.12	0.01	0.13	0.4	0.1
	米菓・あられ		26	8	3	89	0	0.12	0.01	0.12	0.1	0.4
	甘納豆・いんげんまめ		33	7	3	90	76	0.04	0.08	0.05	0.5	0.1
	甘納豆・あずき		34	8	2	90	77	0.02	0.02	0.04	0.7	0
	あん入り生八つ橋		36	6	2	92	56	0.04	0.01	0.05	0.3	0
	大福もち	1/2個	43	8	2	90	25	0.04	0	0.04	0.4	0
	くし団子・あん		50	8	2	90	19	0.05	0	0.06	0.3	0
	くし団子・しょうゆ		51	6	2	92	15	0.07	0	0.07	0.2	0.3
	米菓・甘辛せんべい		26	7	2	91	9	0.08	0	0.08	0.2	0.3
	おこし		26	4	2	94	39	0.04	0.01	0.06	0.1	0.1
	練りようかん	1/2切れ	34	5	1	94	73	0.01	0.01	0.01	0.4	0
	コーヒーゼリー		223	15	0	85	76	0	0	0	0	0
	マシュマロ		31	3	0	97	52	0	0	0	0	0

※しょ糖のエネルギー量は炭水化物に含まれるエネルギー量である。

外食・食事交換表（100kcal栄養評価表）

分類	料理	1食当たり熱量 100kcal当たり (kcal)	食品重量 (g)	たんぱく質 (%・kcal)	脂質 (%・kcal)	炭水化物 (%・kcal)	食物繊維総量 (FD) (g)	脂肪酸 飽和 (SFA) (g)	脂肪酸 多価不飽和 (PUFA) (g)	鉄分 (mg)	食塩相当量 (g)
セットメニュー	ロースかつ定食	1,212	613	162	450	600	4.6	14.29	11.35	2.5	3.4
		100	51	13	37	50	0.4	1.18	0.94	0.2	0.3
	肉野菜炒め定食類	1,005	643	99	371	535	6.9	13.90	6.20	2.3	4.3
		100	75	10	37	53	0.7	1.38	0.62	0.2	0.4
	さば定食	1,031	397	153	376	503	3.6	7.17	11.19	3.6	4.6
		100	39	15	36	49	0.4	0.70	1.09	0.4	0.4
	しょうが焼き定食	985	590	132	357	496	3.1	12.43	6.77	2.0	3.8
		100	60	13	36	51	0.3	1.26	0.69	0.2	0.4
	ハンバーグ定食	868	496	125	289	454	4.3	10.24	4.86	3.0	3.9
		100	57	14	33	53	0.5	1.18	0.56	0.4	0.5
	唐揚げ定食	1,024	684	171	319	534	4.3	7.99	8.77	2.5	4.1
		100	67	17	31	52	0.4	0.78	0.86	0.2	0.4
	かつ丼・うどんセット	1,698	1122	224	443	1031	8.5	13.41	12.23	5.1	6.8
		100	66	13	26	61	0.5	0.79	0.72	0.3	0.4
	マーボ豆腐定食	803	518	112	205	486	3.7	4.42	8.38	3.5	6.2
		100	65	14	26	60	0.5	0.55	1.04	0.4	0.8
	さんま焼魚定食	767	428	137	193	437	2.7	3.72	4.72	3.1	3.5
		100	56	18	25	57	0.4	0.49	0.62	0.4	0.5
	ミックスフライ定食	1,071	624	201	260	609	5.4	4.50	10.17	3.2	3.2
		100	58	19	24	57	0.5	0.42	0.95	0.3	0.3
	レバー野菜炒め定食	708	611	101	171	436	6.1	4.15	5.31	11.6	4.1
		100	86	14	24	62	0.9	0.59	0.75	1.6	0.6
	魚フライ定食	878	590	132	205	540	4.1	3.28	8.28	2.6	3.5
		100	67	15	23	62	0.5	0.37	0.94	0.3	0.4
	天ざるそば（天ぷら＋ざるそば）	748	488	124	175	449	8.9	2.65	7.63	3.9	2.8
		100	65	17	23	60	1.2	0.35	1.02	0.5	0.4
	えびフライ定食	901	528	152	210	539	3.3	4.43	7.50	2.7	3.0
		100	59	17	23	60	0.4	0.49	0.83	0.3	0.3
	そば・ごはん定食	971	571	121	212	638	6.6	4.71	7.21	3.4	3.4
		100	59	13	22	65	0.7	0.49	0.74	0.4	0.4
	天ぷら定食	901	629	135	196	570	5.0	2.92	8.39	2.7	4.4
		100	70	15	22	63	0.6	0.32	0.93	0.3	0.5

分類	料理	1食当たり熱量 / 100kcal当たり (kcal)	食品重量 (g)	たんぱく質 (%・kcal)	脂質 (%・kcal)	炭水化物 (g)	食物繊維総量 (FD) (g)	脂肪酸 飽和 (SFA) (g)	脂肪酸 多価不飽和 (PUFA) (g)	鉄分 (mg)	食塩相当量 (g)
セットメニュー	天丼セット（味噌汁＋漬物＋煮物等付）	1,135	790	160	221	753	6.8	3.44	9.57	3.8	3.8
		100	70	14	20	66	0.6	0.30	0.84	0.3	0.3
	エビチリライスセット	575	566	99	98	378	2.3	1.32	4.37	2.3	3.5
		100	98	17	17	66	0.4	0.23	0.76	0.4	0.6
	うな丼セット（そば等付）	1,079	723	140	175	764	5.4	4.48	4.75	3.2	4.3
		100	67	13	16	71	0.5	0.42	0.44	0.3	0.4
	うどんセットメニュー	768	636	89	119	560	5.8	3.11	3.88	2.9	4.2
		100	83	12	15	73	0.8	0.41	0.51	0.4	0.6
	刺身定食	622	476	145	39	384	3.1	2.16	2.78	2.5	4.4
		100	76	23	6	62	0.5	0.35	0.45	0.4	0.7
	チャーハン・ラーメンセット	1,031	769	91	139	801	4.1	2.37	5.88	1.0	3.1
		100	75	9	14	77	0.4	0.23	0.57	0.1	0.3
主食	ごはん	428	240	26	8	395	0.9	0.26	0.26	0.4	0
		100	56	6	2	92	0.2	0.06	0.06	0.1	0
	ごはん（セットにつく）	302	180	18	5	279	0.6	0.18	0.18	0.3	0
		100	60	6	2	92	0.2	0.06	0.06	0.1	0
	酢飯	381	235	21	7	352	0.8	0.23	0.23	0.4	1.5
		100	62	6	2	92	0.2	0.06	0.06	0.1	0.4
丼	かつ丼・かつ重（味噌汁＋漬物付）	984	551	133	295	557	3.0	10.15	6.38	2.4	3.0
		100	56	13	30	57	0.3	1.03	0.65	0.2	0.3
	うな丼・うな重（味噌汁＋漬物付）	936	556	151	273	513	1.9	7.59	4.53	2.3	5.0
		100	59	16	29	55	0.2	0.81	0.48	0.2	0.5
	中華丼	687	537	75	172	440	3.3	4.45	5.21	1.1	2.9
		100	78	11	25	64	0.5	0.65	0.76	0.2	0.4
	天丼・天重（味噌汁＋漬物付）	845	517	134	148	563	2.5	2.26	6.38	2.0	3.2
		100	61	16	18	66	0.3	0.27	0.76	0.2	0.4
	親子丼（味噌汁＋漬物付）	734	523	115	121	498	2.5	3.79	2.22	2.2	2.8
		100	71	16	17	67	0.3	0.52	0.30	0.3	0.4
	卵丼（味噌汁＋漬物付）	659	496	79	75	505	2.2	2.20	1.85	2.2	3.3
		100	75	12	11	77	0.3	0.33	0.28	0.3	0.5
弁当	幕の内お重	1,209	658	164	446	598	6.0	7.50	16.93	2.4	7.3
		100	54	14	37	49	0.5	0.62	1.40	0.2	0.6
	洋風幕の内弁当	1,019	649	183	312	524	6.1	10.80	5.60	4.1	3.1
		100	64	18	31	51	0.6	1.06	0.55	0.4	0.3

分類	料理	1食当たり熱量 / 100kcal当たり (kcal)	食品重量 (g)	たんぱく質 (%・kcal)	脂質 (%・kcal)	炭水化物 (%・kcal)	食物繊維総量(FD) (g)	脂肪酸 飽和(SFA) (g)	脂肪酸 多価不飽和(PUFA) (g)	鉄分 (mg)	食塩相当量 (g)
その他	五目釜飯	594	268	75	37	481	3.3	1.13	0.74	1.2	1.8
		100	45	13	6	81	0.6	0.19	0.13	0.2	0.3
	きのこ釜飯	543	395	50	10	483	2.2	0.33	0.33	0.5	0
		100	73	9	2	89	0.4	0.06	0.06	0.1	0
	マカロニグラタン	465	241	61	193	211	2.8	12.51	1.26	0.9	1.9
		100	52	13	41	45	0.6	2.69	0.27	0.2	0.4
	かつカレーライス	1,039	422	152	421	467	3.1	16.05	6.91	2.1	4.2
		100	41	15	41	44	0.3	1.55	0.67	0.2	0.4
	ベーコンピラフ	981	572	86	371	524	4.9	13.25	7.55	2.0	2.9
		100	58	9	38	53	0.5	1.35	0.77	0.2	0.3
	カレーチャーハン	751	446	93	216	442	2.3	5.18	6.31	3.0	2.3
		100	59	12	29	59	0.3	0.69	0.84	0.4	0.3
	チャーハン(味噌汁かスープ付)	680	422	77	177	429	1.5	4.84	4.85	1.5	3.1
		100	62	11	26	62	0.2	0.71	0.71	0.2	0.5
	カレーライス	698	376	56	163	479	3.5	6.61	2.37	2.1	3.8
		100	54	8	23	69	0.5	0.95	0.34	0.3	0.6
	オムライス	504	296	42	104	358	1.5	2.52	2.98	1.0	5.0
		100	59	8	21	71	0.3	0.50	0.59	0.2	1.0
	かにピラフ	567	354	57	112	398	1.1	5.61	1.25	1.1	1.1
		100	62	10	20	70	0.2	0.99	0.22	0.2	0.2
	シーフードピラフ(味噌汁+漬物付)	539	353	60	107	372	2.4	3.58	2.99	1.6	2.3
		100	65	11	20	69	0.5	0.67	0.56	0.3	0.5
	セットのカレーライス	475	212	48	77	351	5.7	1.47	2.71	3.3	3.3
		100	45	10	16	74	1.2	0.31	0.57	0.7	0.7
すし	ねぎとろ	807	401	110	232	465	2.4	5.65	6.13	2.4	2.4
		100	50	14	29	57	0.3	0.70	0.76	0.3	0.3
	ねぎとろ丼	508	267	57	105	346	1.0	2.59	2.79	1.0	1.0
		100	53	11	21	68	0.2	0.51	0.55	0.2	0.2
	上ちらし	688	439	131	102	455	1.7	2.52	2.60	2.2	4.3
		100	64	19	15	66	0.2	0.37	0.38	0.3	0.6
	にぎりずし	627	392	122	82	424	1.6	1.99	2.14	2.0	3.5
		100	62	19	13	68	0.2	0.32	0.34	0.3	0.6
	五目重	512	359	41	28	443	3.1	0.82	0.56	1.0	3.6
		100	70	8	5	87	0.6	0.16	0.11	0.2	0.7
	のり巻	432	300	38	19	374	4.7	0.58	0.50	1.3	2.4
		100	70	9	5	86	1.1	0.14	0.12	0.3	0.6

分類	料理	1食当たり熱量 / 100kcal当たり (kcal)	食品重量 (g)	たんぱく質 (%・kcal)	脂質 (%・kcal)	炭水化物 (%・kcal)	食物繊維総量 (FD) (g)	脂肪酸 飽和 (SFA) (g)	脂肪酸 多価不飽和 (PUFA) (g)	鉄分 (mg)	食塩相当量 (g)
すし	鉄火巻き	544	366	124	20	400	2.0	0.46	0.44	1.8	3.3
		100	67	23	4	73	0.4	0.09	0.08	0.3	0.6
	鉄火丼	601	405	133	20	448	1.5	0.52	0.47	1.7	3.0
		100	67	22	3	75	0.3	0.09	0.08	0.3	0.5
	まぐろ丼	534	341	103	14	417	0.5	0.43	0.37	1.1	1.6
		100	64	19	3	78	0.1	0.08	0.07	0.2	0.3
パン	ミックスピザ	937	387	169	371	397	5.6	16.87	6.28	2.8	5.6
		100	41	18	40	42	0.6	1.80	0.67	0.3	0.6
うどん	天ぷらうどん	537	365	86	155	296	2.7	2.09	6.87	1.6	3.2
		100	68	16	29	55	0.5	0.39	1.28	0.3	0.6
	うどん 副菜の具が多い (ミックス・けんちんうどん)	530	506	58	107	364	5.0	2.36	3.94	1.9	5.0
		100	96	11	20	69	1.0	0.45	0.75	0.4	1.0
	うどん 主菜の具が多い (かき・カレーなど)	544	530	93	104	348	4.4	3.00	2.88	3.4	3.9
		100	97	17	19	64	0.8	0.55	0.53	0.6	0.7
	鍋焼きうどん	542	516	104	103	335	4.0	2.28	3.46	2.0	3.7
		100	95	19	19	62	0.7	0.42	0.64	0.4	0.7
	鴨南蛮うどん	360	351	85	26	249	2.5	0.61	0.76	3.2	1.8
		100	98	24	7	69	0.7	0.17	0.21	0.9	0.5
	うどん 具が少ない (ざる・かけ・きつね)	405	321	42	28	334	3.0	0.70	1.50	1.0	3.7
		100	79	10	7	83	0.8	0.17	0.37	0.3	0.9
そば	天ぷらそば	671	445	116	153	402	6.6	2.37	6.71	3.4	2.7
		100	66	17	23	60	1.0	0.35	1.00	0.5	0.4
	日本そば 具が多い (鴨・鶏・豚肉そば・カレー南蛮等)	587	455	117	94	375	6.9	3.03	2.28	4.2	2.4
		100	78	20	16	64	1.2	0.52	0.39	0.7	0.4
	日本そば 具が少ない (もり・ざる・かけ・たぬき)	458	336	64	39	354	6.0	0.79	1.80	2.7	2.5
		100	73	14	9	77	1.3	0.17	0.39	0.6	0.5
	日本そば 具が多い (おろし・山菜・田舎そば)	523	514	79	38	406	9.4	0.86	1.43	3.3	2.1
		100	98	15	7	78	1.8	0.16	0.27	0.6	0.4
	ざるそば（天ざる）	446	343	68	31	347	6.6	0.75	1.33	2.9	2.3
		100	77	15	7	78	1.5	0.17	0.30	0.6	0.5
ラーメン	味噌ラーメン	541	327	70	173	298	6.0	4.90	5.44	2.4	4.1
		100	60	13	32	55	1.1	0.91	1.01	0.5	0.8
	中華そば 副菜の具が多い (タン麺・わかめなど)	485	477	70	144	271	5.9	4.76	3.42	1.8	3.9
		100	98	14	30	56	1.2	0.98	0.71	0.4	0.8
	中華そば 主菜の具が多い (チャーシューメン・五目など)	563	530	104	148	311	4.8	5.14	3.15	1.6	3.7
		100	94	18	26	56	0.9	0.91	0.56	0.3	0.7

分類	料理	1食当たり熱量 (kcal)	食品重量 (g)	たんぱく質 (%·kcal)	脂質 (%·kcal)	炭水化物 (%·kcal)	食物繊維総量 (FD) (g)	脂肪酸 飽和 (SFA) (g)	脂肪酸 多価不飽和 (PUFA) (g)	鉄分 (mg)	食塩相当量 (g)
ラーメン	中華そば 具が少ない（ラーメン）	377	392	67	46	264	3.3	1.41	1.41	1.1	4.0
		100	104	18	12	70	0.9	0.37	0.37	0.3	1.1
焼きそば	五目焼きそば	585	235	58	216	310	4.1	5.99	6.40	1.2	2.3
		100	40	10	37	53	0.7	1.03	1.10	0.2	0.4
	ソース焼きそば	664	356	71	173	420	6.2	4.34	5.93	1.5	3.8
		100	54	11	26	63	0.9	0.65	0.89	0.2	0.6
スパゲティ	スパゲティ ボンゴレ	570	435	96	200	274	6.3	5.93	2.22	3.4	2.9
		100	76	17	35	48	1.1	1.04	0.39	0.6	0.5
	スパゲティ ミートソース	766	445	98	241	427	6.1	9.19	6.13	3.1	4.6
		100	58	13	32	55	0.8	1.20	0.80	0.4	0.6
	スパゲティ ナポリタン	661	451	71	173	417	7.3	5.02	6.15	2.6	4.0
		100	68	11	26	63	1.1	0.76	0.93	0.4	0.6
	和風スパゲティ	399	174	56	47	296	5.2	0.84	2.35	1.6	1.6
		100	44	14	12	74	1.3	0.21	0.59	0.4	0.4
副菜	サラダ（チーズ）	145	91	5	121	19	0.7	1.52	4.10	0.1	0.9
		100	63	3	84	13	0.5	1.05	2.83	0.1	0.6
	サラダ（きゃべつ，にんじん，レタス）	93	91	3	76	15	0.9	0.76	2.90	0.2	0.4
		100	98	3	81	16	1.0	0.81	3.11	0.2	0.4
	サラダ（ごぼう，にんじん，れんこん）	53	35	1	38	14	0.8	0.36	1.34	0.1	0.1
		100	66	2	72	26	1.5	0.68	2.53	0.2	0.2
	ポテトサラダ	67	56	3	38	26	0.8	0.38	1.53	0.2	0.2
		100	83	4	57	39	1.2	0.56	2.27	0.3	0.6
	マカロニサラダ	118	42	9	62	47	0.3	0.67	2.53	0.3	0.3
		100	36	8	53	39	0.2	0.57	2.15	0.3	0.3
	冷奴	51	76	19	24	7	0.3	0.47	1.34	0.7	0.3
		100	151	38	48	14	0.5	0.94	2.65	1.4	0.6
	野菜炒め（なす）	21	16	1	9	11	0.2	0.11	0.41	0.1	0.4
		100	77	6	43	51	1.0	0.54	1.96	0.4	2.1
	茶碗蒸	77	86	30	31	16	0.3	0.86	0.54	0.8	1.2
		100	112	40	40	20	0.4	1.12	0.70	1.0	1.5
	卵焼き	70	63	15	27	28	0	0.76	0.53	0.5	0.5
		100	90	21	39	40	0	1.08	0.76	0.8	0.7
	サラダ（かぼちゃ，にんじん，ブロッコリー）	59	88	8	22	30	2.8	0.21	0.83	0.5	0.1
		100	149	13	37	50	4.7	0.35	1.41	0.8	0.1
	煮物（ひじき）	36	18	3	11	21	0.4	0.20	0.62	0.5	0.5
		100	52	9	32	59	1.1	0.57	1.73	1.4	1.4

分類	料理	1食当たり熱量 100kcal当たり (kcal)	食品重量 (g)	たんぱく質 (%·kcal)	脂質 (%·kcal)	炭水化物 (g)	食物繊維総量 (g)	脂肪酸 飽和(SFA) (g)	脂肪酸 多価不飽和(PUFA) (g)	鉄分 (mg)	食塩相当量 (g)
副菜	煮物（ごぼう，にんじん，れんこん）	37	39	3	10	25	1.0	0.12	0.43	0.2	0.6
		100	104	7	26	67	2.7	0.31	1.15	0.5	1.7
	お浸し（ほうれんそう）	3	17	1	1	1	0.4	0.01	0.03	0.1	0
		100	571	42	18	40	14.4	0.20	0.84	3.6	0
	煮物（豆腐）	31	35	6	5	19	0.1	0.11	0.30	0.3	1.1
		100	112	20	18	62	0.2	0.34	0.96	1.0	3.5
	しらす和え	14	37	8	1	5	0.4	0.02	0.04	0.1	0.3
		100	263	54	10	36	2.7	0.14	0.25	0.7	2.3
	煮物（切干だいこん）	35	21	3	1	30	1.5	0.03	0.08	0.5	0.9
		100	60	10	4	86	4.4	0.09	0.24	1.4	2.6
	とろろ	137	130	25	5	107	1.6	0	0	1.0	1.5
		100	95	18	4	78	1.2	0	0	0.7	1.1
	煮物（しいたけ）	11	14	1	0	9	0.4	0	0.01	0.1	0.3
		100	129	14	2	84	3.8	0.02	0.09	0.6	2.7
	煮物（さといも，しいたけ，たけのこ，にんじん）	97	159	12	2	83	3.5	0.01	0.03	0.6	1.5
		100	164	13	2	85	3.6	0.01	0.03	0.6	1.5
	煮物（かぼちゃ）	66	127	7	1	59	2.0	0.01	0.03	0.5	0.9
		100	192	10	1	89	3.1	0.01	0.03	0.7	1.4
	お浸し（もやし）	5	46	2	0	3	0.6	0	0	0.2	0
		100	927	40	0	60	12.3	0	0	3.1	0
漬物	しょうが・酢漬	1	5	0	0	1	0.1	0	0	0	0.4
		100	526	4	19	77	12.6	0	0	4.7	37.4
	はくさい・塩漬	4	25	1	0	2	0.5	0	0.01	0.1	0.6
		100	625	35	6	59	11.3	0.06	0.19	2.5	14.4
	梅干し・塩漬	2	5	0	0	1	0.2	0	0	0	1.1
		100	303	11	5	84	10.9	0	0	3.0	67.0
	だいこん・たくあん漬 塩押しだいこん漬	10	15	1	0	9	0.5	0	0	0.1	0.7
		100	156	8	4	88	5.5	0	0	0.6	6.7
	きゅうり・ぬか味噌漬	5	19	1	0	4	0.3	0	0	0.1	1.0
		100	370	22	3	75	5.6	0.04	0.04	1.1	19.6
	なす・ぬか味噌漬	4	15	1	0	3	0.4	0	0	0.1	0.4
		100	370	25	3	72	10.0	0	0	1.9	9.3
	だいこん・ぬか味噌漬	5	16	1	0	4	0.3	0	0	0	0.6
		100	333	17	3	80	6.0	0	0	1.0	12.7
	かぶ・ぬか味噌漬	5	16	1	0	4	0.3	0	0	0	1.1
		100	323	18	3	79	5.8	0	0	1.0	22.3

分類	料理	1食当たり熱量 (kcal)	食品重量 (g)	たんぱく質 (%・kcal)	脂質 (%・kcal)	炭水化物 (%・kcal)	食物繊維総量 (FD) (g)	脂肪酸 飽和 (SFA) (g)	脂肪酸 多価不飽和 (PUFA) (g)	鉄分 (mg)	食塩相当量 (g)
漬物	福神漬	19	14	1	0	17	0.5	0	0	0.2	0.7
		100	74	8	1	91	2.9	0	0	1.0	3.8
主菜	ピーマン肉炒め（豚）	494	302	63	373	57	3.5	15.17	4.25	1.5	2.5
		100	61	13	76	11	0.7	3.07	0.86	0.3	0.5
	野菜炒め	232	159	25	168	38	1.9	3.19	6.22	0.7	3.5
		100	69	11	73	16	0.8	1.38	2.69	0.3	1.5
	しょうが焼き（牛）	701	375	87	505	109	2.1	13.11	9.88	2.1	4.2
		100	54	12	72	16	0.3	1.87	1.41	0.3	0.6
	ビーフシチュー	1,150	604	110	812	227	5.8	38.35	3.39	3.5	2.9
		100	53	10	71	19	0.5	3.34	0.30	0.3	0.3
	さば焼魚	290	115	68	204	18	0	3.54	5.71	1.2	0.9
		100	40	24	70	6	0	1.22	1.97	0.4	0.3
	ロース焼き（豚）	434	199	97	305	32	0.9	9.55	7.86	0.9	1.7
		100	46	22	70	8	0.2	2.20	1.81	0.2	0.4
	肉野菜炒め（豚）	391	382	53	269	69	4.2	10	4.45	1.2	2.1
		100	98	13	69	18	1.1	2.56	1.14	0.3	0.5
	ロースかつ（牛）	788	269	95	532	162	1.6	14.42	13.00	2.4	3.9
		100	34	12	68	20	0.2	1.83	1.65	0.3	0.5
	しょうが焼き（豚）	437	218	95	292	49	1.2	11.39	4.60	2.0	2.0
		100	50	22	67	11	0.3	2.61	1.05	0.2	0.5
	えび・さわらフライ（＋タコ，ねぎマリネ）	421	203	93	280	48	0.4	11.28	5.09	1.7	3.4
		100	48	22	67	11	0.1	2.68	1.21	0.4	0.8
	ぎんだら焼魚	316	160	76	202	38	0.3	4.11	1.83	0.6	0.6
		100	51	24	64	12	0.1	1.30	0.58	0.2	0.2
	ロースかつ（豚）	664	270	125	405	134	2.2	13.59	9.46	1.4	1.3
		100	41	19	61	20	0.3	2.05	1.43	0.2	0.2
	マリネ（さわら，たこ）	169	76	41	102	26	0.2	1.86	3.46	0.5	1.4
		100	45	24	60	16	0.1	1.10	2.05	0.3	0.8
	かつ煮	640	247	125	383	132	1.3	14.34	7.17	1.9	1.3
		100	39	20	60	20	0.2	2.24	1.12	0.3	0.2
	さんま焼魚	271	151	89	161	21	0.4	2.98	2.98	1.9	1.4
		100	56	33	59	8	0.1	1.10	1.10	0.7	0.5
	さば煮	799	260	150	475	174	1.6	8.47	14.38	3.2	4.0
		100	33	19	59	22	0.2	1.06	1.80	0.4	0.5
	さんま開き干し焼魚	254	139	80	149	25	0.3	3.03	3.34	1.4	2.3
		100	55	32	59	9	0.1	1.19	1.31	0.5	0.9

分類	料理	1食当り熱量 100kcal当たり (kcal)	食品重量 (g)	たんぱく質 (%·kcal)	脂質 (%·kcal)	炭水化物 (%·kcal)	食物繊維総量(FD) (g)	脂肪酸 飽和(SFA) (g)	脂肪酸 多価不飽和(PUFA) (g)	鉄分 (mg)	食塩相当量 (g)
主菜	マーボ豆腐	326	247	77	190	59	1.8	3.99	7.60	2.6	3.6
		100	76	24	58	18	0.6	1.22	2.33	0.8	1.1
	チキンかつ	849	419	180	489	180	2.5	10.95	14.09	3.4	1.7
		100	49	21	58	21	0.3	1.29	1.66	0.4	0.2
	唐揚げ	523	320	135	299	89	2.1	7.48	7.77	1.6	1.9
		100	61	26	57	17	0.4	1.43	1.49	0.3	0.4
	ハンバーグ(合挽)	437	240	87	236	114	2.6	9.22	2.95	2.6	2.6
		100	55	20	54	26	0.6	2.11	0.68	0.6	0.6
	レバー野菜炒め(豚)	280	349	75	149	56	4.6	3.47	4.63	11.7	2.9
		100	125	27	53	20	1.7	1.24	1.65	4.2	1.0
	さば文化干し焼魚	324	163	124	172	28	0.3	3.92	4.31	2.6	2.6
		100	50	38	53	9	0.1	1.21	1.33	0.8	0.8
	肉天	403	262	123	214	66	1.2	8.42	2.54	2.0	2.4
		100	65	30	53	17	0.3	2.09	0.63	0.5	0.6
	えび天	286	95	65	149	72	0.6	2.03	6.52	0.9	0.3
		100	33	23	52	25	0.2	0.71	2.28	0.3	0.1
	かきフライ	214	172	34	107	73	1.3	1.58	4.17	1.9	1.1
		100	80	16	50	34	0.6	0.74	1.95	0.9	0.5
	あじ開き干し焼魚	187	143	81	89	17	0.4	2.58	1.98	0.9	2.2
		100	77	43	48	9	0.2	1.38	1.06	0.5	1.2
	いわし焼魚	269	144	103	124	41	0	3.75	3.92	2.1	1.7
		100	54	38	46	16	0	1.40	1.46	0.8	0.7
	塩ざけ焼魚	148	97	70	67	10	0.1	1.72	1.69	0.3	1.6
		100	66	48	45	7	0.1	1.16	1.15	0.2	1.1
	あじフライ	323	178	89	145	89	1.3	2.62	5.46	1.3	1.0
		100	55	28	45	27	0.4	0.81	1.69	0.4	0.3
	さけフライ	335	178	95	151	89	1.3	2.38	5.43	1.0	0.7
		100	53	28	45	27	0.4	0.71	1.62	0.3	0.2
	えびフライ	395	211	122	175	98	1.8	2.48	7.01	1.9	1.3
		100	53	31	44	25	0.5	0.63	1.77	0.5	0.3
	酢豚	501	522	134	216	150	4.0	8.52	2.61	2.5	3.0
		100	104	27	43	30	0.8	1.70	0.52	0.5	0.6
	ひれかつ(豚)	427	242	122	180	125	2.3	3.55	6.22	2.0	1.1
		100	57	29	42	29	0.5	0.83	1.46	0.5	0.3
	きすフライ	282	148	70	112	100	1.7	1.69	4.62	0.6	0.3
		100	53	25	40	35	0.6	0.60	1.64	0.2	0.1

127

分類	料理	1食当たり熱量 / 100kcal当たり (kcal)	食品重量 (g)	たんぱく質 (%·kcal)	脂質 (%·kcal)	炭水化物 (g)	食物繊維総量 (g)	脂肪酸 飽和(SFA) (g)	脂肪酸 多価不飽和(PUFA) (g)	鉄分 (mg)	食塩相当量 (g)
主菜	ミックスフライ	626	341	170	248	208	3.1	4.13	9.58	2.5	1.3
		100	55	27	40	33	0.5	0.66	1.53	0.4	0.2
	エビチリ	234	336	78	93	64	0.9	1.15	4.14	1.9	2.8
		100	144	33	40	27	0.4	0.49	1.77	0.8	1.2
	ひれかつ（牛）	528	291	177	190	161	3.2	7.34	2.32	4.8	1.1
		100	55	34	36	30	0.6	1.39	0.44	0.9	0.2
	刺身	184	150	108	57	19	0.6	1.32	1.41	1.4	1.3
		100	81	59	31	10	0.3	0.72	0.76	0.7	0.7
	コロッケ	280	195	20	86	174	3.4	1.23	3.64	0.8	3.1
		100	70	7	31	62	1.2	0.44	1.30	0.3	1.1
	あじ焼魚	142	122	95	38	9	0.0	1.05	1.18	0.7	0.3
		100	86	67	27	6	0.0	0.74	0.83	0.5	0.2
	あこうだい焼魚	210	290	136	38	36	1.7	0.40	0.46	0.8	0.4
		100	138	65	18	17	0.8	0.19	0.22	0.4	0.2
	めばる焼魚	335	240	127	45	162	0	1.17	1.41	1.3	4.7
		100	72	38	14	48	0	0.35	0.42	0.4	1.4
	とろろ＋まぐろ	179	150	115	14	50	0.7	0.25	0.20	1.4	0.2
		100	84	64	8	28	0.4	0.14	0.11	0.8	0.1
汁物	豚汁	67	53	11	34	21	1.6	1.22	0.68	0.5	1.2
		100	80	17	51	32	2.4	1.83	1.03	0.8	1.9
	味噌汁（油揚げ，だいこん）	41	30	9	20	12	0.8	0.40	1.23	0.7	1.2
		100	73	22	50	28	1.9	0.99	3.01	1.6	3.0
	スープ	19	212	8	9	2	0	0.11	0.42	0.1	2.2
		100	1133	42	50	8	0	0.60	2.25	0.4	11.7
	味噌汁（豆腐，油揚げ，ねぎ）	60	50	16	30	15	0.8	0.58	1.76	1.0	1.5
		100	83	26	50	24	1.3	0.97	2.93	1.6	2.5
	味噌汁（豆腐，わかめ）	31	37	9	10	12	0.8	0.19	0.64	0.6	1.5
		100	119	29	33	38	2.5	0.60	2.03	2.0	4.9
	味噌汁（豆腐）	34	64	10	11	13	0.7	0.21	0.68	0.6	1.6
		100	189	29	32	39	2.0	0.61	2.02	1.8	4.6
	味噌汁（わかめ）	29	80	8	8	13	0.9	0.13	0.50	0.6	1.9
		100	279	28	26	46	3.0	0.47	1.73	2.0	6.6
	味噌汁（わかめ，ねぎ）	29	33	8	8	14	1.0	0.13	0.49	0.6	1.8
		100	114	26	26	48	3.5	0.46	1.71	2.1	6.2
	味噌汁（ねぎ）	23	64	6	6	11	0.6	0.10	0.39	0.4	1.4
		100	277	26	26	48	2.8	0.45	1.68	1.9	6.0

分類	料理	1食当たり熱量	食品重量	たんぱく質	脂質	炭水化物	食物繊維総量 (FD)	脂肪酸 飽和 (SFA)	脂肪酸 多価不飽和 (PUFA)	鉄分	食塩相当量
		100kcal当たり									
		(kcal)	(g)	(%·kcal)			(g)	(g)		(mg)	(g)
汁物	味噌汁（あさり，ねぎ）	31	25	9	8	14	0.7	0.14	0.50	0.9	1.8
		100	84	30	25	45	2.4	0.45	1.64	3.0	6.0
	味噌汁（しじみ）	31	43	9	8	14	0.6	0.13	0.47	1.0	1.6
		100	142	28	25	47	2.0	0.44	1.53	3.3	5.2
	お吸い物（豆腐，みつば，ねぎ）	11	25	4	3	4	0.3	0.05	0.15	0.2	1.2
		100	226	35	24	41	2.4	0.47	1.32	2.0	10.7
	お吸い物（うなぎきも，麩，みつば）	9	152	4	1	3	0.04	0.04	0.03	0.3	1.4
		100	1688	49	16	35	0.4	0.39	0.35	3.3	15.4
	味噌汁（じゃがいも，ねぎ）	52	50	9	8	34	1.3	0.15	0.55	0.7	1.9
		100	97	18	16	66	2.5	0.29	1.06	1.4	3.6
	お吸い物（わかめ，麩）	8	5	2	1	5	0.2	0.01	0.02	0.1	0
		100	62	29	6	65	2.0	0.14	0.31	0.7	0.6

ファストフード・食事交換表（100kcal栄養評価表）

分類	料理	1食当たり熱量 / 100kcal当たり (kcal)	食品重量 (g)	たんぱく質 (%・kcal)	脂質 (%・kcal)	炭水化物 (%・kcal)	食物繊維総量 (FD) (g)	脂肪酸 飽和 (SFA) (g)	脂肪酸 多価不飽和 (PUFA) (g)	鉄分 (mg)	食塩相当量 (g)
ファストフード	▼吉野家 牛丼（並）	666 / 100		90 / 22	182 / 20	395 / 58					2.5 / 0.4
	▼マクドナルド ソーセージエッグマフィン	457 / 100	161 / 35	79 / 17	264 / 58	114 / 25	1.6 / 0.4			1.9 / 0.4	2.1 / 0.5
	ダブルクォーターパウンダー・チーズ	830 / 100	304 / 37	196 / 24	479 / 58	155 / 18	2.2 / 0.3			4.1 / 0.5	2.9 / 0.3
	てりやきマックバーガー	506 / 100	163 / 32	58 / 11	291 / 57	157 / 32	1.7 / 0.3			1.2 / 0.2	2.3 / 0.5
	マックグリルドソーセージ＆エッグ・チーズ	554 / 100	199 / 36	78 / 14	301 / 54	175 / 32	1.8 / 0.3			3.0 / 0.5	3.2 / 0.6
	ベーコンレタスバーガー	427 / 100	150 / 35	69 / 16	221 / 52	138 / 32	1.7 / 0.4			1.3 / 0.3	2.0 / 0.5
	クォーターパウンダー・チーズ	561 / 100	213 / 38	120 / 21	287 / 51	154 / 28	2.1 / 0.4			2.4 / 0.4	2.8 / 0.5
	ビッグマック	545 / 100	216 / 40	99 / 18	274 / 50	172 / 32	2.1 / 0.4			2.1 / 0.4	2.0 / 0.4
	ダブルチーズバーガー	453 / 100	179 / 40	109 / 24	217 / 48	127 / 28	1.0 / 0.2			2.3 / 0.5	2.5 / 0.6
	ジューシーチキン赤とうがらし	473 / 100	175 / 37	65 / 14	212 / 45	196 / 41	2.1 / 0.4			1.1 / 0.2	2.7 / 0.6
	サラダマリネマフィン	281 / 100	113 / 40	38 / 14	125 / 45	118 / 41	1.8 / 0.6			0.6 / 0.2	1.7 / 0.6
	マックホットドッククラシック	298 / 100	112 / 38	40 / 13	132 / 44	126 / 43	1.7 / 0.6			0.8 / 0.3	2.1 / 0.6
	チキンフィレオ	431 / 100	171 / 40	78 / 18	173 / 40	180 / 42	1.9 / 0.4			0.9 / 0.2	2.4 / 0.6
	フィレオフィッシュ	353 / 100	139 / 39	60 / 17	137 / 39	156 / 44	1.4 / 0.4			0.6 / 0.2	1.6 / 0.5
	チーズバーガー	303 / 100	123 / 41	63 / 21	116 / 38	124 / 41	1.0 / 0.3			1.4 / 0.5	1.7 / 0.6
	えびフィレオ	407 / 100	176 / 43	58 / 14	154 / 38	196 / 48	2.2 / 0.5			1.0 / 0.2	2.6 / 0.6

分類	料理	1食当たり熱量 (kcal)	食品重量 (g)	たんぱく質 (%・kcal)	脂質 (%・kcal)	炭水化物 (%・kcal)	食物繊維総量 (g)	脂肪酸 飽和(SFA) (g)	脂肪酸 多価不飽和(PUFA) (g)	鉄分 (mg)	食塩相当量 (g)
ファストフード	ハンバーガー	251	109	51	77	124	1.0			1.4	1.2
		100	43	20	30	50	0.4			0.6	0.5
	焙煎ごまドレッシング	107	20	2	95	10	0.1			0.1	0.5
		100	19	2	89	9	0.1			0.1	0.5
	チキンマックナゲット	289	100	65	176	48	0.7			0.6	1.2
		100	35	22	61	17	0.2			0.2	0.4
	ハッシュポテト	146	51	5	81	60	1.3			0.3	0.7
		100	35	3	55	42	0.9			0.2	0.5
	マックフライポテト(S)	249	74	12	119	119	2.7			0.6	0.3
		100	30	5	48	47	1.1			0.2	0.1
	マックフルーリー オレオ®クッキー	367	225	41	99	227	1.3			2.4	0.6
		100	61	11	27	62	0.4			0.7	0.2
	プチパンケーキ	134	56	14	32	89	1.0			1.0	0.6
		100	42	10	24	66	0.7			0.7	0.4
	サンデーチョコレート	253	152	25	59	168	1.1			0.4	0.2
		100	60	10	23	67	0.4			0.2	0.1
	サンデーストロベリー	216	154	23	44	149	0.5			0.1	0.2
		100	71	11	20	69	0.2			0	0.1
	サイドサラダ	10	64	2	1	7	0.8			0.2	0
		100	640	20	9	71	8.0			2.0	0
	マックシェイク バニラ（S）	222	199	25	8	189	0.3			0	0.2
		100	90	11	4	85	0.1			0	0.1
	コカコーラ（M）	140	325	0	0	140	0			0	0
		100	232	0	0	100	0			0	0
	野菜生活 100	68	207	3	0	65	1.5			0.2	0.2
		100	304	5	0	95	2.2			0.3	0.3
	▼モスバーガー フィッシュバーガー	442	143	68	232	141	1.9			0.8	1.8
		100	32	15	53	32	0.4			0.2	0.4
	Wモスチーズバーガー	571	279	109	297	165	4.6			2.6	3.2
		100	49	19	52	29	0.8			0.5	0.6
	Wサウザン野菜バーガー	500	228	92	258	150	3.6			2.4	2.4
		100	46	18	52	30	0.7			0.5	0.5
	Wテリヤキバーガー	583	224	95	293	195	3.3			2.5	3.7
		100	38	16	50	34	0.6			0.4	0.6
	Wモスバーガー	520	264	97	261	162	4.6			2.6	2.8
		100	51	19	50	31	0.9			0.5	0.5

分類	料理	1食当たり熱量／100kcal当たり (kcal)	食品重量 (g)	たんぱく質 (%・kcal)	脂質 (%・kcal)	炭水化物 (g)	食物繊維総量(FD) (g)	脂肪酸 飽和(SFA) (g)	脂肪酸 多価不飽和(PUFA) (g)	鉄分 (mg)	食塩相当量 (g)
ファストフード	テリヤキバーガー	422	161	60	208	155	2.5			1.6	2.4
		100	38	14	49	37	0.6			0.4	0.6
	モスチーズバーガー	428	219	74	210	144	3.6			1.7	2.4
		100	51	17	49	34	0.8			0.4	0.6
	プレーンドッグ	374	135	50	183	141	1.7			1.0	1.8
		100	36	13	49	38	0.5			0.3	0.5
	サウザン野菜バーガー	366	177	58	174	134	2.8			1.5	1.7
		100	48	16	47	37	0.8			0.4	0.5
	Wチーズバーガー	481	187	103	228	151	3.2			2.3	2.9
		100	39	21	47	32	0.7			0.5	0.6
	モスバーガー	376	204	62	173	142	3.6			1.7	1.9
		100	54	16	46	38	1.0			0.4	0.5
	スパイシーモスバーガー	379	212	62	174	143	3.8			1.7	2.3
		100	56	16	46	38	1.0			0.4	0.6
	テリヤキチキンバーガー	341	142	76	129	136	1.5			1.0	2.3
		100	41	22	38	40	0.4			0.3	0.7
	ロースカツバーガー	367	172	64	121	182	2.9			1.1	2.5
		100	47	18	33	49	0.8			0.3	0.7
	モスライスバーガー海鮮かきあげ(塩だれ)	364	175	44	91	230	1.8			0.4	1.9
		100	48	12	25	63	0.5			0.1	0.5
	モスライスバーガーきんぴら	243	136	20	27	196	3.6			0.4	1.3
		100	56	8	11	81	1.5			0.2	0.5
	和風ドレッシング	49	12	1	42	6	0.1			0.1	0.4
		100	24	2	86	12	0.2			0.2	0.8
	モスチキン	262	90	59	150	53	0.5			0.6	1.4
		100	34	23	57	20	0.2			0.2	0.5
	スティックチキン	167	68	54	95	19	0.3			0.5	1.2
		100	41	32	57	11	0.2			0.3	0.7
	チキンナゲット	228	91	66	128	34	0.1			0.8	1.1
		100	40	29	56	15	0			0.4	0.5
	フローズンケーキレアチーズ	91	29	6	50	36	0.2			0.2	0.1
		100	32	6	54	40	0.2			0.2	0.1
	オニオンフライ	225	75	12	113	100	1.4			0.7	1.0
		100	33	6	50	44	0.6			0.2	0.4
	フレンチフライポテトS	194	90	9	74	111	2.2			0.5	1.4
		100	46	5	38	57	1.1			0.3	0.7

分類	料理	1食当たり熱量 100kcal当たり (kcal)	食品重量 (g)	たんぱく質 (%·kcal)	脂質 (%·kcal)	炭水化物 (%·kcal)	食物繊維総量 (FD) (g)	脂肪酸 飽和 (SFA) (g)	脂肪酸 多価不飽和 (PUFA) (g)	鉄分 (mg)	食塩相当量 (g)
	モスシェイク (バニラ) S	194	175	13	48	133	0			0	0.4
		100	90	7	25	68	0			0	0.2
	コーンスープ	103	217	10	19	74	1.0			0.3	1.7
		100	211	10	18	72	1.0			0.3	1.7
	玄米フレークシェイク 抹茶小豆(玄米茶白玉入り)	254	183	22	37	195	1.7			1.6	0.6
		100	72	9	15	76	0.7			0.6	0.2
	バーベキューソース (ナゲット用)	26	20	0	2	24	0.1			0.1	0.7
		100	77	2	7	91	0.4			0.4	2.7
	グリーンサラダ	13	57	2	1	10	0.8			0.2	0
		100	438	15	7	78	6.2			1.5	0
	▼ケンタッキー レッドホットチキン	236	83	58	144	34	0.5			2.8	1.7
		100	35	24	61	15	0.2			1.2	0.7
	オリジナルチキン	237	87	73	132	32	0.3			0.6	1.7
		100	37	31	56	13	0.1			0.3	0.7
	熟成たまり醤油チキン	274	112	67	149	57	0.1			0.6	1.7
		100	41	25	55	20	0			0.2	0.6
ファストフード	ボンレスチキン	122	49	37	63	22	0.2			0.2	0.8
		100	40	30	52	18	0.2			0.2	0.7
	カーネルクリスピー	130	52	38	65	27	0.2			0.2	0.6
		100	40	29	50	21	0.2			0.2	0.5
	ベジチキラップ	293	138	69	155	69	1.0			2.1	1.4
		100	47	23	53	24	0.3			0.7	0.5
	オリジナルツイスター	344	143	51	166	127	1.2			1.2	2.0
		100	42	15	48	37	0.3			0.3	0.6
	エビチリツイスター	533	214	47	243	243	2.6			2.7	2.6
		100	40	9	46	45	0.5			0.5	0.5
	チキンフィレサンドライト	308	122	58	140	110	1.5			0.8	1.5
		100	40	19	46	35	0.5			0.3	0.5
	チキンフィレサンド	403	163	98	176	130	1.6			0.9	2.9
		100	40	24	44	32	0.4			0.2	0.7
	サーモンサンド	366	148	52	147	167	1.7			0.8	1.9
		100	40	14	40	46	0.5			0.2	0.5
	たけのこ御飯むすび	118	80	12	8	98	0.4			0.3	1.0
		100	68	10	7	83	0.3			0.3	0.8
	コールスローS	92	80	4	68	21	1.1			0.2	0.4
		100	87	4	73	23	1.2			0.2	0.5

分類	料理	1食当たり熱量	食品重量	たんぱく質	脂質	炭水化物	食物繊維総量(FD)	脂肪酸 飽和(SFA)	脂肪酸 多価不飽和(PUFA)	鉄分	食塩相当量
		100kcal当たり									
		(kcal)	(g)	(%・kcal)			(g)	(g)		(mg)	(g)
ファストフード	オニオンリング	258	66	9	155	94	1.2			0.3	1.2
		100	26	4	60	36	0.5			0.1	0.5
	トマトのクリーミーポタージュ	130	160	14	72	44	0.8			0.3	1.6
		100	123	10	55	35	0.6			0.2	1.2
	ナゲット5個	230	110	56	125	49	0			0.3	1.0
		100	48	24	54	22	0			0.1	0.4
	焼きたてアップルパイ1個	96	30	4	45	47	0.4			0	0.1
		100	31	5	47	48	0.4			0	0.1
	まいたけとポテトのグラタン	143	121	19	66	58	0.4			0.1	1.1
		100	85	13	46	41	0.3			0.1	0.8
	リングビスケット	194	52	16	79	99	0.9			0.3	1.0
		100	27	8	41	51	0.5			0.2	0.5
	フルーツロールケーキ	109	43	8	42	58	0.3			0.2	0.1
		100	39	8	39	53	0.3			0.2	0.1
	ベルギーショコラアイス	125	76	12	44	69	1.2			0.6	0.2
		100	61	10	35	55	1.0			0.5	0.2
	フライドポテトS	186	80	9	65	112	1.8			0.4	1.0
		100	43	5	35	60	1.0			0.2	0.5
	フローズンパフェ抹茶	213	152	14	71	128	1.1			0.5	0.2
		100	71	7	33	60	0.5			0.2	0.1
	いちごアイス	126	79	10	41	75	0.2			0.1	0.1
		100	63	8	33	59	0.2			0.1	0.1
	十勝産コーン入りポタージュ	110	160	14	36	60	1.3			0.3	1.3
		100	145	12	33	55	1.2			0.3	1.2
	オニオングラタンスープ	38	155	6	9	23	0.4			0	1.1
		100	408	17	24	59	1.1			0	2.9
	たまごのタルト	211	55	13	29	169	0.3			0.5	0.2
		100	26	6	14	80	0.1			0.2	0.1
	コーンサラダS	59	70	6	4	49	2.1			0.3	0.5
		100	119	10	6	84	3.6			0.5	0.8
	ハニーメイプル	30	10	0	0	30	0			0	0
		100	33	0	0	100	0			0	0

付録

1）食事のGL（100kcal当たり）

分類	食品	総エネルギー量 (kcal)	GI	重量 (g)	たんぱく質	脂質	炭水化物	食物繊維	GL
					\(100kcal当たり\)				
▼主食									
	サトウのごはん新潟県産コシヒカリ（基準食）	222	100	66	6	2	23		23
	かゆ	243	99	270	2.2	0.5	20.6		20
	赤飯	224	105	51	1.9	0.4	22.3		23
	もち	225	101	43	1.9	0.4	22.4		23
	塩むすび	222	97	66	1.5	0.4	22.5		22
	焼きおにぎり	226	94	61	2	0.3	22.2		21
	のり巻米飯	217	94	66	1.5	0.4	22.6		21
	さけ茶漬け	229	100	64	2.4	0.3	21.7		22
	卵雑炊	202	58	66	1.5	0.4	22.6		13
	パエリア	239	114	78	2.4	0.7	21.1	0.4	24
	鶏ごぼうピラフ	292	102	65	2.9	2.2	17.1	0.6	17
	チャーハン	313	97	56	2.4	2.9	15.9		15
	バターライス	295	96	53	1.2	3.1	16.9		16
主食	エビドリア	288	84	77	2.8	2.2	17.4		15
	リゾット	247	64	101	2.6	1	20.1		13
	ちらしずし	223	105	69	1.5	0.4	22.5		24
	かんぴょう細巻	227	84	68	3	0.4	22	1.1	19
	いなりずし	296	70	55	2.3	2.5	16.8	0.2	12
	すし飯	222	67	66	1.6	0.4	22.7		15
	山菜ずし	226	62	77	1.6	0.4	22.2	0.6	14
	親子丼	323	117	92	4.7	2.1	15.5		18
	中華丼	320	100	96	2.8	2.7	16		16
	いか天丼	308	92	51	2.3	2.9	16.3		15
	ビビンバ丼	251	92	72	2	1.2	20.3	0.4	19
	すき焼き丼	313	83	87	3.2	2.6	16		13
	カツ丼	347	58	49	2.7	3.5	14.4		8
	カレーライス	279	82	80	2.1	2.2	18		15
	ごはんときゅうり漬	224	109	78	1.7	0.4	22.4		24
	ごはんとたくわん	223	111	73	1.1	0.4	22.5	0.3	25
	ごはんとコーンポタージュ	240	107	118	1.5	1.2	20.9	0.3	22

分類	食品	総エネルギー量 (kcal)	GI	重量 (g)	たんぱく質	脂質	炭水化物	食物繊維	GL
	ごはんと塩辛	235	106	68	2.6	0.5	21.3		23
	ごはんとだいこん一夜漬	222	102	86	1.6	0.4	22.7	0.8	23
	ごはんとトムヤムクン	237	99	128	2.3	0.7	21.1		21
	ごはんと梅干し	221	98	68	1.5	0.4	22.6		22
	ごはんと豆腐味噌汁	246	93	134	2.5	0.9	20.1	0.5	19
	ごはんとだいこん味噌汁	234	91	132	2	0.6	21.4	0.3	19
	ごはんとたらこ	222	88	60	4	1.2	50		18
	ごはんと豚汁	271	84	129	2.4	1.8	18.4	0.7	15
	ごはんとイクラ	276	82	60	3.6	1.4	18.1		15
	ごはんとめんたいこ	246	74	67	2.8	0.6	20.3		15
	ごはんとわかめ味噌汁	244	74	65	2.2	0.7	20.5		15
	ごはんと鶏(ささみ)唐揚げ	376	88	60	5.9	2.3	13.3	0.1	12
	ごはんと焼き鳥(ささみ)	317	84	74	7.2	0.4	15.8		13
	ごはんとトンカツ	395	75	55	5.3	2.8	12.7	0.2	9
	ごはんとハンバーグ	387	68	55	3	3.7	12.9		9
主食	ごはんと豚しょうが焼き	377	56	36	6	2.3	13.3		7
	ごはんといか照り焼き	243	100	74	4.1	0.4	20.5		21
	ごはんとあかうお照り焼き	252	82	67	4	0.5	19.8		16
	ごはんとあかがい大和煮	234	92	67	2.4	0.5	21.4		20
	ごはんとぶり照り焼き	282	91	60	3.9	1.5	17.7		16
	ごはんとあじ塩焼き	307	81	71	5.8	1.1	16.3		13
	ごはんとうなぎ	352	89	53	3.7	3.2	14.2		13
	ごはんとたいの刺身	301	89	62	4.5	1.8	16.7		15
	ごはんといか天	286	82	54	2.1	2.3	17.6		14
	ごはんとまぐろ刺身	310	78	70	7.1	0.6	16.2	0.2	13
	ごはんとかつお刺身	338	76	64	6.2	1.5	14.8	0.1	11
	ごはんとかつおのたたき	312	75	69	6.9	0.7	16.1	0.2	12
	ごはんとあじの刺身	307	67	71	5.8	1.1	16.3	0.2	11
	ごはんとほたての刺身	275	61	75	5.7	0.3	18.2	0.1	11
	ごはんとあじの南蛮漬け	351	56	90	5	2.3	14.2	0.1	8
	ごはんと金時豆煮	228	98	64	2.1	0.4	21.9	0.6	21
	ごはんと高野豆腐煮	266	112	68	3.2	1.4	18.8		21

分類	食品	総エネルギー量 (kcal)	GI	重量	たんぱく質	脂質	炭水化物	食物繊維	GL
				(g)	(100kcal 当たり)				
主食	ごはんと塩えんどうまめ	236	106	56	2.7	0.5	21.2	1.2	22
	ごはんとおから	277	124	63	2.2	2.1	18.1		22
	ごはんと冷奴	284	88	84	3.7	1.7	17.6		15
	ごはんと揚げ出し豆腐	277	85	64	2.7	1.7	18.1	0.1	15
	ごはんと納豆	267	68	65	3.2	1.4	18.7		13
	ごはんときなこ	280	68	52	3.6	1.9	17.9		12
	ごはんとじゃがいもバター	253	113	73	1.5	1.6	19.8	0.1	22
	ごはんとかぼちゃ煮	216	118	78	1.7	0.4	23.1	0.3	27
	ごはんとひじきの煮物	245	109	71	2.6	1.7	20.4		22
	ごはんと粉ふきいも	223	104	81	1.7	0.4	22.4	0.1	23
	ごはんときんぴらごぼう	255	99	67	2.2	1.4	19.6		19
	ごはんと切干しだいこんの煮物	270	97	66	2.1	1.9	18.5		18
	ごはんとたけのこの土佐煮	228	92	82	2	0.4	22	0.6	20
	ごはんとさといも煮付け	223	82	76	1.8	0.3	22.4	0.4	18
	ごはんときゅうりサラダ（ノンオイルドレッシング）	222	115	88	1.8		22.6	0.3	26
	ごはんとほうれんそうお浸し	222	107	83	2	0.5	22.5	1	24
	ごはんときゅうりサラダ(マヨネーズ)	380	102	52	1	1.6	13.2	0.2	13
	ごはんと卵	318	88	65	3.5	2.4	77.4		68
	ごはんととろろ	221	57	85	1.8		22.6		13
	ごはんとおかか	227	96	66	1.9		22.1		21
	ごはんと鶏そぼろ	268	94	57	2.4	1.7	18.7		18
	ごはんとあずき	234	78	66	2.1		21.3	0.6	17
	ごはんとまつたけ	226	75	69	1.9		22		17
	ごはんとひじき	224	75	74	1.6		22.3	0.7	17
	ごはんとたけのこ	224	69	75	1.8		22.3	0.3	15
	ごはんとそらまめ	234	68	68	2.5	0.5	21.4		15
	ごはんとさけフレーク	162	68	55.8	162.3	5.6	1.9	30.9	1
	ごはんとしめじ	219	68	78	1.9		22.8	0.5	15
	ごはんとわかめ	220	64	67	1.7	0.5	22.8		15
	すし飯とほたての刺身	274	77	76	5.6	0.3	18.2	0.1	14
	すし飯とあじの刺身	306	73	71	5.8	1.1	16.3	0.1	12

分類	食品	総エネルギー量 (kcal)	GI	重量	たんぱく質	脂質	炭水化物	食物繊維	GL
				(g)	(100kcal 当たり)				
主食	すし飯とかつおのたたき	311	62	70	6.8	0.7	16.1	0.1	10
	すし飯とかつおの刺身	337	69	64	6.1	1.5	14.8	0.1	10
	すし飯とまぐろの刺身	309	54	70	7	0.6	16.2	0.1	9
	ごはんときゅうりの酢の物	222	77	77	1.6	0.4	22.4		17
	ごはんとれんこんの酢の物	220	76	72	1.6	0.4	22.7	0.2	17
	ごはんとはるさめの酢の物	221	61	64	1.4	0.4	22.7	0.1	14
	ごはんとわかめの酢の物	225	48	67	1.6	0.4	22.4	0.3	11
	ごはんと低脂肪牛乳	263	84	75	3.5	0.9	19.1		16
	ごはんとヨーグルト	261	72	88	2.5	1.5	19.2		14
	ごはんと牛乳	317	69	103	3	2.7	15.8		11
	ごはんとチーズ入りカレーライス	301	67	84	2.2	2.7	16.6		11
	チーズおかかおにぎり	295	60	58	3.4	2.1	16.9	0.3	10
菓子類	▼菓子類								
	せんべい	275	111	9	1.7	2.2	18.2		20
	お汁粉	229	58	57	1.8	0.4	21.8		13
	大福	223	86	42	2.1	0.2	22.5	1.1	19
	まめ大福	223	69	42	2.1	0.2	22.4	1.1	15
	みたらし団子	217	65	50	1.6	0.2	22.9	0.1	15
	くし団子(あん)	221	97	49	1.9	0.2	22.6	0.6	22
	きんつば	222	55	37	2	0.3	22.4	2.5	12
果実類	▼果実類								
	ぶどう(巨峰)	194	74	170	0.7	0.2	26.7	2.8	20
	パイナップル	230	69	182	1.2	0.2	24.5	3	17
	かき	210	65	166	0.7	0.3	26.5	2.7	17
	バナナ	202	57	116	1.3	0.2	26.2	1.3	15
	すいか	202	56	269	1.6	0.2	25.6	0.8	14
	みかん(小袋含)	200	55	222	1.1	0.3	26.5	1.6	15
	メロン	214	54	238	2.4	0.2	24.8	1.2	13
	いちご	238	51	294	2.6	0.3	24.8	4.1	13
	グレープフルーツ	190	44	292	2.6	0.3	28.1	1.7	12
	りんご(富士)	205	42	185	0.4	0.2	27.1	2.8	11
	もも	196	127	250	1.5	0.3	25.5	3.3	32

分類	食品	総エネルギー量 (kcal)	GI	重量 (g)	たんぱく質	脂質	炭水化物	食物繊維	GL
					\multicolumn{4}{c}{(100kcal当たり)}	
果実類	マンゴー	192	120	156	0.9	0.2	26.4	2	32
	メロン	206	110	237	2.6	0.2	24.5	1.2	27
	グレープフルーツ	198	111	262	2.4	0.3	25.2	1.6	28

(資料:杉山みち子ら,Health Science, 2000.16(2) 改変)

付録

2）逆引き成分表（ベスト50）

水溶性食物繊維, 不溶性食物繊維, n－3系脂肪酸, n－6系脂肪酸, マグネシウム, カリウム, 鉄, ビタミン E, ビタミン B₁, ビタミン B₂, ビタミン B₆, ビタミン B₁₂, ビタミン C, カルシウム, ビタミン A

【水溶性食物繊維】ベスト50（10kcal当たりの成分値）

	食品名	食品重量 (g)	水溶性食物繊維 (g)		食品名	食品重量 (g)	水溶性食物繊維 (g)
1	こんにゃく・精粉	6	4.1	26	さんとうさい・ゆで	61	0.4
2	らっきょう・生	8	1.6	27	やまごぼう・味噌漬	14	0.4
3	アーティチョーク・ゆで	22	1.4	28	梅干し・塩漬	30	0.4
4	アーティチョーク・生	21	1.3	29	たらのめ・ゆで	38	0.4
5	しろきくらげ・乾	6	1.2	30	にんじん・皮むき・ゆで	22	0.4
6	エシャロット・生	13	1.2	31	すだち・果皮・生	15	0.4
7	じゅんさい・びん詰・水煮	220	0.9	32	わけぎ・ゆで	34	0.4
8	しろきくらげ・ゆで	70	0.8	33	しゅんぎく・ゆで	37	0.4
9	なめこ・ゆで	72	0.8	34	あけび・果皮・生	29	0.4
10	かんぴょう・ゆで	36	0.7	35	たらのめ・生	37	0.4
11	なめこ・生	68	0.7	36	じゅうろくささげ・ゆで	34	0.4
12	ゆず・果皮・生	17	0.6	37	みずかけな・塩漬	31	0.4
13	のびる・生	15	0.5	38	エンダイブ・生	67	0.4
14	ひろしまな・塩漬	61	0.5	39	こまつな・ゆで	65	0.4
15	ほんしめじ・生	70	0.5	40	ザーサイ・漬物	43	0.4
16	オクラ・ゆで	30	0.5	41	ながさきはくさい・葉・ゆで	55	0.4
17	つるむらさき・生	79	0.5	42	わらび・生	48	0.4
18	にんじん・皮つき・ゆで	23	0.5	43	たかな・生	47	0.4
19	なばな和種・ゆで	36	0.5	44	ルバーブ・ゆで	54	0.4
20	うめ・塩漬	42	0.5	45	サニーレタス・生	62	0.4
21	ごぼう・ゆで	17	0.5	46	バジル・生	41	0.4
22	オクラ・生	33	0.5	47	レモン・全果・生	19	0.4
23	あしたば・生	30	0.5	48	あらげきくらげ・乾	6	0.4
24	だいこん根・皮むき・ゆで	57	0.5	49	あらげきくらげ・ゆで	28	0.4
25	あしたば・ゆで	32	0.4	50	わらび・干し・乾	4	0.4

【不溶性食物繊維】ベスト50（10kcal 当たりの成分値）

	食品名	食品重量 (g)	不溶性食物繊維 (g)		食品名	食品重量 (g)	不溶性食物繊維 (g)
1	しらたき	156	4.5	26	ぶなしめじ・生	55	1.9
2	板こんにゃく・精粉	208	4.4	27	ほんしめじ・生	70	1.8
3	あらげきくらげ・乾	6	4.3	28	はたけしめじ・生	55	1.8
4	あらげきくらげ・ゆで	28	4.2	29	つくし・生	26	1.8
5	きくらげ・ゆで	80	4.2	30	干しわらび・乾	4	1.8
6	板こんにゃく・生いも	138	4.1	31	しそ・葉・生	27	1.8
7	しろきくらげ・ゆで	70	3.7	32	しいたけ・乾・ゆで	24	1.7
8	まつたけ・缶詰・水煮	69	3.5	33	しいたけ・生	57	1.7
9	きくらげ・乾	6	3.4	34	つるむらさき・ゆで	65	1.7
10	しろきくらげ・乾	6	3.1	35	つくし・ゆで	30	1.7
11	なめこ・缶詰・水煮	113	2.6	36	こごみ・若芽・生	36	1.7
12	ぶなしめじ・ゆで	48	2.2	37	ひらたけ・ゆで	48	1.7
13	まいたけ・乾	6	2.2	38	よもぎ・ゆで	24	1.6
14	生しいたけ・ゆで	49	2.1	39	エリンギ・生	41	1.6
15	干しずいき・ゆで	75	2.1	40	わらび・生・ゆで	66	1.6
16	乾しいたけ・乾	5	2.1	41	しなちく・塩抜き	51	1.6
17	くろあわびたけ・生	53	2.1	42	えのきだけ・生	47	1.6
18	やなぎまつたけ・生	75	2.1	43	じゅうろくささげ・生	42	1.6
19	マッシュルーム・ゆで	63	2.0	44	マッシュルーム・生	88	1.6
20	まいたけ・ゆで	59	2.0	45	ザーサイ・漬物	43	1.6
21	しそ・実・生	24	2.0	46	なめこ・生	68	1.6
22	たもぎたけ・生	63	1.9	47	ようさい・生	58	1.6
23	えのきだけ・生	46	1.9	48	切りみつば・ゆで	68	1.6
24	まつたけ・生	43	1.9	49	クレソン・茎葉・生	67	1.5
25	マッシュルーム・缶詰・水煮	70	1.9	50	うすひらたけ・生	44	1.5

【n-3系脂肪酸】ベスト50（10kcal当たりの成分値）

#	食品名	食品重量(g)	n-3(g)	#	食品名	食品重量(g)	n-3(g)
1	しろさけ・すじこ	4	0.21	26	たいせいようさけ・養殖・生	4	0.14
2	さば・開き干し	3	0.19	27	まいわし・水煮	4	0.14
3	たいせいようさば・水煮	3	0.18	28	まいわし・焼き	4	0.14
4	たいせいようさば・生	3	0.18	29	さんま・開き干し	4	0.14
5	しめさば	3	0.18	30	たいせいようさけ・養殖・焼き	3	0.13
6	たいせいようさば・焼き	3	0.18	31	はたはた・生干し	6	0.13
7	いわし・缶詰・かば焼	4	0.17	32	くるみ・いり	1	0.13
8	しろさけ・イクラ	4	0.17	33	干しやつめ	2	0.13
9	あんこう・きも・生	2	0.17	34	ぶり・成魚・生	4	0.13
10	くろまぐろ・脂身・生	3	0.17	35	沖縄もずく・塩抜き	182	0.13
11	いわし・缶詰・トマト漬	6	0.17	36	塩さば	3	0.13
12	くじら・本皮・生	1	0.16	37	まいわし・生干し	4	0.13
13	いわし・缶詰・水煮	5	0.16	38	さんま・生	3	0.13
14	さんま・缶詰・味付け	5	0.16	39	ぎんざけ・養殖・焼き	4	0.13
15	くじら・うねす・生	3	0.15	40	ぎんざけ・養殖・生	5	0.13
16	さば・缶詰・味噌煮	5	0.15	41	あゆ・天然・内臓・生	5	0.12
17	いわし・缶詰・味付け	5	0.15	42	ぶり・焼き	3	0.12
18	塩いわし	6	0.15	43	しろさけ・塩ざけ	5	0.12
19	まいわし・生	5	0.15	44	はたはた・生	9	0.12
20	さば・缶詰・水煮	5	0.14	45	さんま・缶詰・かば焼	4	0.12
21	さば・缶詰・味付け	5	0.14	46	たちうお・生	4	0.12
22	みなみまぐろ・脂身・生	3	0.14	47	すっぽん・肉・生	5	0.12
23	はまち・養殖・生	4	0.14	48	にじます・海面養殖・生	3	0.12
24	やつめうなぎ・生	4	0.14	49	かたくちいわし・生	5	0.12
25	きちじ・生	4	0.14	50	いさき・生	8	0.12

【n-6系脂肪酸】ベスト50（10kcal当たりの成分値）

	食品名	食品重量 (g)	n-6 (g)		食品名	食品重量 (g)	n-6 (g)
1	サフラワー油・高リノール酸精製油	1	0.76	26	ごま・むき	2	0.33
2	ひまわり油・高リノール酸精製油	1	0.62	27	ペカン・フライ・味付け	1	0.33
3	くるみ・いり	1	0.61	28	マヨネーズ・全卵型	1	0.33
4	綿実油	1	0.58	29	いわし・缶詰・油漬	3	0.32
5	けし・乾	2	0.57	30	かき・缶詰・くん製油漬	3	0.32
6	とうもろこし油	1	0.55	31	あさ・乾	2	0.32
7	大豆油	1	0.54	32	落花生油	1	0.31
8	辛味調味料類・ラー油	1	0.46	33	ひまわり油・ミッドオレイン酸精製油	1	0.30
9	ひまわり・フライ・味付け	1	0.46	34	沖縄豆腐	9	0.30
10	すいか・いり・味付け	2	0.46	35	ソフトタイプマーガリン	1	0.30
11	まつ・いり	1	0.45	36	らっかせい・いり・小粒種	2	0.29
12	ごま油	1	0.44	37	焼き豆腐	11	0.28
13	ブラジルナッツ・フライ・味付け	1	0.43	38	調製豆乳	16	0.28
14	かや・いり	1	0.42	39	らっかせい・乾・小粒種	2	0.28
15	まぐろ・缶詰・油漬フレーク・ライト	4	0.40	40	高野豆腐	2	0.27
16	油揚げ	3	0.39	41	マヨネーズ・卵黄型	1	0.27
17	かつお・缶詰・油漬フレーク	3	0.39	42	ゆば・生	4	0.27
18	ごま・いり	2	0.39	43	ピスタチオ・いり・味付け	2	0.26
19	まぐろ・缶詰・油漬フレーク・ホワイト	3	0.39	44	フレンチドレッシング	2	0.26
20	ごま・乾	2	0.39	45	木綿豆腐	14	0.26
21	調合油	1	0.37	46	バターピーナッツ	2	0.26
22	がんもどき	4	0.35	47	ファットスプレッド	2	0.25
23	米ぬか油	1	0.35	48	らっかせい・いり・大粒種	2	0.25
24	生揚げ	7	0.35	49	ゆば・干し	2	0.25
25	かぼちゃ・いり・味付け	2	0.34	50	白身フライ用・冷凍フライ済み食品	3	0.25

【マグネシウム】ベスト50（10kcal当たりの成分値）

	食品名	食品重量(g)	マグネシウム(mg)		食品名	食品重量(g)	マグネシウム(mg)
1	あおさ・素干し	8	246	26	みついしこんぶ・素干し	7	44
2	あおとさか・塩抜き	80	176	27	ほそめこんぶ・素干し	7	40
3	くびれづた・生	260	132	28	えごのり・素干し	7	40
4	むかでのり・塩抜き	100	119	29	りしりこんぶ・素干し	7	39
5	わかめ・乾燥・素干し	9	94	30	ふだんそう・生	53	39
6	がん漬	17	90	31	沖縄もずく・塩抜き	182	38
7	あおのり・素干し	7	87	32	あらめ・蒸し干し	7	38
8	わかめ・乾燥・灰干し・水戻し	142	78	33	えながおにこんぶ・素干し	7	36
9	てんぐさ・素干し	7	76	34	まこんぶ・素干し	7	35
10	わかめ・素干し・水戻し	58	76	35	ほうれんそう・生・年間平均値	51	35
11	なまこ・生	43	69	36	ほうれんそう・生・夏採り	51	35
12	わかめ・生	63	69	37	ほうれんそう・生・冬採り	51	35
13	刻みこんぶ	10	69	38	あさり・生	34	34
14	ひとえぐさ・素干し	8	68	39	もずく・塩抜き	274	33
15	めかぶわかめ・生	88	54	40	カットわかめ	7	30
16	えごのり・塩抜き	48	53	41	おかひじき・生	58	30
17	つるむらさき・生	79	53	42	干しだいこん漬	37	29
18	ながこんぶ・素干し	7	50	43	ふだんそう・ゆで	37	29
19	ふのり・素干し	7	49	44	玉露・浸出液	192	29
20	くきわかめ・湯通し・塩抜き	69	48	45	バジル・生	41	29
21	板わかめ・乾燥	7	46	46	おかひじき・ゆで	58	28
22	がごめこんぶ・素干し	7	46	47	つるむらさき・ゆで	65	27
23	干しひじき	7	44	48	おきうと	165	26
24	削りこんぶ	9	44	49	ほうれんそう・冷凍	48	25
25	まつも・素干し	6	44	50	すいぜんじのり・素干し・水戻し	139	25

【カリウム】ベスト 50（10kcal 当たりの成分値）

	食品名	食品重量 (g)	カリウム (mg)		食品名	食品重量 (g)	カリウム (mg)
1	刻みこんぶ	10	781	26	ベーキングパウダー	8	308
2	玉露・浸出液	192	654	27	ふき・ゆで	133	306
3	ふだんそう・生	53	634	28	リーフレタス・生	62	306
4	えながおにこんぶ・素干し	7	529	29	サラダな・生	73	300
5	みょうがたけ・生	140	488	30	いわのり・素干し	7	298
6	わかめ・生	63	459	31	パクチョイ・生	66	296
7	わかめ・乾燥・素干し	9	444	32	おかひじき・ゆで	58	294
8	まこんぶ・素干し	7	421	33	ザーサイ・漬物	43	291
9	削りこんぶ	9	409	34	葉にんじん	57	290
10	干しずいき	4	406	35	ふき・生	87	288
11	がごめこんぶ・素干し	7	401	36	ふだんそう・ゆで	37	282
12	おかひじき・生	58	395	37	中華だし	313	281
13	りりこんぶ・素干し	7	384	38	セロリー・葉柄・生	68	279
14	糸みつば・生	75	374	39	葉しょうが・生	90	279
15	ながこんぶ・素干し	7	371	40	チンゲンサイ・生	106	275
16	切りみつば・生	57	365	41	やなぎまつたけ・生	75	272
17	こまつな・生	72	360	42	ほそめこんぶ・素干し	7	272
18	こんぶだし	250	350	43	ひろしまな・生	49	271
19	ほうれんそう・生・年間平均値	51	349	44	すぐきな・生	39	266
20	ほうれんそう・生・夏採り	51	349	45	かつお・こんぶだし	417	263
21	ほうれんそう・生・冬採り	51	349	46	さんとうさい・生	73	262
22	タアサイ・生	79	339	47	サニーレタス・生	62	256
23	干しひじき	7	316	48	タアサイ・ゆで	80	255
24	おおさかしろな・生	77	309	49	れんこん・ロケットサラダ・生	52	252
25	マッシュルーム・生	88	308	50	のざわな・生	64	251

【 鉄 】ベスト 50（10kcal 当たりの成分値）

	食品名	食品重量(g)	鉄(mg)		食品名	食品重量(g)	鉄(mg)
1	あおのり・素干し	7	5.0	26	こまつな・ゆで	65	1.4
2	干しひじき	7	3.9	27	セージ・粉	3	1.3
3	バジル・粉	3	3.9	28	あさり・生	34	1.3
4	かわのり・素干し	6	3.7	29	せん茶・浸出液	625	1.3
5	すいぜんじのり・素干し・水戻し	139	3.5	30	ザーサイ・漬物	43	1.2
6	あわび・塩辛	10	3.4	31	だいこん葉・生	40	1.2
7	あさり・缶詰・水煮	9	3.3	32	うめ・塩漬	42	1.2
8	あゆ・天然・内臓・焼き	5	3.3	33	ちょうせんはまぐり・生	24	1.2
9	いわのり・素干し	7	3.2	34	あゆ・天然・内臓・生	5	1.2
10	タイム・粉	3	3.1	35	チンゲンサイ・生	106	1.2
11	たにし・生	12	2.4	36	サニーレタス・生	62	1.1
12	まつたけ・缶詰・水煮	69	2.3	37	牛・第三胃・生（センマイ）	16	1.1
13	あさり・缶詰・味付け	8	2.1	38	しじみ・生	20	1.0
14	きくらげ・乾	6	2.1	39	かぶ葉・生	49	1.0
15	くびれづた・生	260	2.1	40	豚・肝臓・生（レバー）	8	1.0
16	えごのり・塩抜き	48	2.0	41	すぐきな・生	39	1.0
17	こまつな・生	72	2.0	42	ほうれんそう・生・年間平均値	51	1.0
18	つるな・生	66	2.0	43	ほうれんそう・生・夏採り	51	1.0
19	もずく・塩抜き	274	1.9	44	ほうれんそう・生・冬採り	51	1.0
20	ふだんそう・生	53	1.9	45	豚・スモークレバー	5	1.0
21	ほや・生	33	1.9	46	わかめ・乾燥・灰干し・水戻し	142	1.0
22	サラダな・生	73	1.8	47	おきうと	165	1.0
23	ながさきはくさい・葉・生	75	1.7	48	きゅうり・ピクルス・サワー型	81	1.0
24	パセリ・生	23	1.7	49	よもぎ・生	22	0.9
25	つまみな・生	50	1.7	50	おおさかしろな・生	77	0.9

【ビタミンE】ベスト50（10kcal当たりの成分値）

	食品名	食品重量 (g)	ビタミンE (mg)		食品名	食品重量 (g)	ビタミンE (mg)
1	とうがらし・葉・果実・生	29	2.2	26	おおさかしろな・ゆで	57	1.1
2	せん茶・茶	3	2.0	27	クレソン・茎葉・生	67	1.1
3	だいこん葉・ゆで	39	1.9	28	ほうれんそう・生・年間平均値	51	1.1
4	きく・ゆで	44	1.8	29	ほうれんそう・生・夏採り	51	1.1
5	きく・生	38	1.7	30	ほうれんそう・生・冬採り	51	1.1
6	モロヘイヤ・生	26	1.7	31	しそ・葉・生	27	1.1
7	アルファルファもやし・生	84	1.6	32	ほうれんそう・ゆで年間平均値	40	1.0
8	かぶ葉・生	49	1.5	33	ほうれんそう・ゆで・夏採り	40	1.0
9	だいこん葉・生	40	1.5	34	ほうれんそう・ゆで・冬採り	40	1.0
10	かぶ葉・ゆで	45	1.5	35	サラダな・生	73	1.0
11	すぐきな・生	39	1.5	36	なばな和種・ゆで	36	1.0
12	バジル・生	41	1.4	37	かぶ・塩漬・葉	35	1.0
13	ピーマン・赤・生	34	1.4	38	にら・ゆで	32	1.0
14	トマピー・生	32	1.4	39	かいわれだいこん・生	47	1.0
15	モロヘイヤ・ゆで	40	1.4	40	ながさきはくさい・葉・生	75	1.0
16	タアサイ・ゆで	80	1.4	41	こまつな・ゆで	65	1.0
17	ほうれんそう・冷凍	48	1.3	42	しそ・実・生	24	0.9
18	つくし・生	26	1.3	43	おおさかしろな・生	77	0.9
19	ようさい・生	58	1.3	44	とうがらし・果実・生	10	0.9
20	にら・生	48	1.2	45	ふだんそう・生	53	0.9
21	うめ・生	36	1.2	46	よめな・葉・生	22	0.9
22	タアサイ・生	79	1.2	47	トウミョウ・生	32	0.9
23	からしな・生	39	1.2	48	ピーマン・黄・生	37	0.9
24	かぶ・ぬか味噌漬・葉	29	1.2	49	たらのめ・生	37	0.9
25	つくし・ゆで	30	1.1	50	なばな和種・生	30	0.9

【ビタミン B1】ベスト 50（10kcal 当たりの成分値）

	食品名	食品重量 (g)	ビタミンB1 (mg)		食品名	食品重量 (g)	ビタミンB1 (mg)
1	中華だし	313	0.47	26	煮干しだし	734	0.07
2	パン酵母・乾燥	3	0.28	27	ぶなしめじ・ゆで	48	0.07
3	パン酵母・圧搾	10	0.22	28	まいたけ・ゆで	59	0.07
4	やなぎまつたけ・生	75	0.20	29	豚・中型種肉・もも・赤肉・生	7	0.07
5	ひらたけ・生	49	0.20	30	ほしのり	6	0.07
6	まいたけ・生	63	0.16	31	まいたけ・乾	6	0.07
7	かぶ・ぬか味噌漬・根・皮むき	32	0.14	32	豚・中型種肉・ロース・赤肉・生	7	0.07
8	ひらたけ・ゆで	48	0.14	33	クレソン・茎葉・生	67	0.07
9	うすひらたけ・生	44	0.13	34	豚・中型種肉・かた・赤肉・生	8	0.07
10	えのきだけ・生	47	0.11	35	はたけしめじ・生	55	0.07
11	くろあわびたけ・生	53	0.11	36	こまつな・生	72	0.06
12	ぬめりすぎたけ・生	68	0.11	37	アスパラ・生	46	0.06
13	だいこん・ぬか味噌漬	33	0.11	38	豚・大型種肉・もも・皮下脂肪なし・生	7	0.06
14	豚・中型種肉・ヒレ・赤肉・生	9	0.11	39	豚・大型種肉・そともも・赤肉・生	7	0.06
15	たもぎたけ・生	63	0.11	40	あげまき・生	21	0.06
16	きゅうり・ぬか味噌漬	38	0.10	41	サニーレタス・生	62	0.06
17	かぶ・ぬか味噌漬・葉	29	0.09	42	リーフレタス・生	62	0.06
18	かぶ・ぬか味噌漬・根・皮つき	36	0.09	43	えのきだけ・びん詰・味付け	24	0.06
19	ぶなしめじ・生	55	0.09	44	豚・中型種肉・そともも・赤肉・生	7	0.06
20	えのきだけ・ゆで	46	0.09	45	豚・大型種肉・かた・赤肉・生	8	0.06
21	豚・大型種肉・ヒレ・赤肉・生	9	0.09	46	豚・中型種肉・もも・皮下脂肪なし・生	6	0.06
22	干しだいこん漬	37	0.08	47	あおのり・素干し	7	0.06
23	トウミョウ・生	32	0.08	48	豚・大型種肉・もも・皮下脂肪なし・焼き	5	0.06
24	豚・ハム類・ボンレス	8	0.08	49	アスパラ・ゆで	42	0.06
25	豚・大型種肉・もも赤肉・生	8	0.08	50	アルファルファもやし・生	84	0.06

【ビタミン B2】ベスト 50（10kcal 当たりの成分値）

	食品名	食品重量 (g)	ビタミンB2 (mg)		食品名	食品重量 (g)	ビタミンB2 (mg)
1	しろさけ・めふん	13	0.83	26	おおさかしろな・生	77	0.14
2	わらび・生	48	0.52	27	鶏がらだし	153	0.14
3	ほんしめじ・生	70	0.35	28	どじょう・生	13	0.14
4	せん茶・浸出液	625	0.31	29	いわのり・素干し	7	0.14
5	まいたけ・生	63	0.31	30	クレソン・茎葉・生	67	0.13
6	豚・肝臓・生（レバー）	8	0.28	31	はと・肉・皮なし・生	7	0.13
7	はたけしめじ・生	55	0.27	32	ひらたけ・ゆで	48	0.13
8	スモークレバー	5	0.26	33	味付けのり	6	0.13
9	やなぎまつたけ・生	75	0.26	34	かわのり・素干し	6	0.13
10	マッシュルーム・生	88	0.26	35	紅茶・浸出液	1250	0.13
11	ぬめりすぎたけ・生	68	0.23	36	焼きのり	5	0.12
12	牛・肝臓・生（レバー）	8	0.23	37	ふだんそう・生	53	0.12
13	玉露・浸出液	192	0.21	38	どじょう・水煮	12	0.12
14	まつたけ・缶詰・水煮	69	0.21	39	パン酵母・乾燥	3	0.12
15	たもぎたけ・生	63	0.21	40	ようさい・生	58	0.12
16	つるな・生	66	0.20	41	くろあわびたけ・生	53	0.12
17	ひらたけ・生	49	0.20	42	エリンギ・生	41	0.12
18	うすひらたけ・生	44	0.18	43	わかめ・生	63	0.11
19	マッシュルーム・ゆで	63	0.18	44	板わかめ・乾燥	7	0.11
20	パン酵母・圧搾	10	0.17	45	まいたけ・ゆで	59	0.11
21	マッシュルーム・缶詰・水煮	70	0.17	46	モロヘイヤ・生	26	0.11
22	沖縄もずく・塩抜き	182	0.16	47	しいたけ・生	57	0.11
23	鶏・肝臓・生（レバー）	9	0.16	48	あおのり・素干し	7	0.11
24	ほしのり	6	0.16	49	まいたけ・乾	6	0.11
25	豚・じん臓・生	9	0.15	50	みずかけな・塩漬	31	0.11

【ビタミンB6】ベスト50（10kcal当たりの成分値）

	食品名	食品重量 (g)	ビタミンB6 (mg)		食品名	食品重量 (g)	ビタミンB6 (mg)
1	かぶ・塩漬・葉	35	0.38	26	洋風だし	156	0.09
2	トマピー・生	32	0.18	27	つくし・生	26	0.09
3	中華だし	313	0.16	28	モロヘイヤ・生	26	0.09
4	ししとうがらし・生	36	0.14	29	ほんしめじ・生	70	0.09
5	玉露・浸出液	192	0.13	30	なずな・葉・生	28	0.09
6	かぶ・ぬか味噌漬・根・皮むき	32	0.13	31	クレソン・茎葉・生	67	0.09
7	ふだんそう・生	53	0.13	32	こまつな・生	72	0.09
8	紅茶・浸出液	1250	0.13	33	カリフラワー・生	37	0.09
9	ピーマン・赤・生	34	0.12	34	ピーマン・青・生	45	0.09
10	葉だいこん・生	55	0.12	35	葉にんじん	57	0.09
11	みなみまぐろ・赤身・生	11	0.12	36	つるな・生	66	0.09
12	にんにく・生	7	0.11	37	チンゲンサイ・生	106	0.08
13	とうがらし・果実・乾	3	0.11	38	アルファルファもやし・生	84	0.08
14	あさつき・葉・生	31	0.11	39	やなぎまつたけ・生	75	0.08
15	かいわれだいこん・生	47	0.11	40	リーキ・生	34	0.08
16	ふき・ゆで	133	0.11	41	ブロッコリー・生	30	0.08
17	ながさきはくさい・葉・生	75	0.11	42	干しだいこん漬	37	0.08
18	かぶ・ぬか味噌漬・葉	29	0.11	43	たらのめ・生	37	0.08
19	とうがらし・果実・生	10	0.10	44	びんながまぐろ・生	9	0.08
20	うすひらたけ・生	44	0.10	45	かぶ葉・生	49	0.08
21	おおさかしろな・生	77	0.10	46	なばな和種・生	30	0.08
22	からしな・生	39	0.10	47	きょうな・生	43	0.08
23	マッシュルーム・生	88	0.10	48	にら・生	48	0.08
24	ピーマン・黄・生	37	0.10	49	たかな・生	47	0.08
25	タアサイ・生	79	0.09	50	たもぎたけ・生	63	0.08

【ビタミン B12】ベスト 50（10kcal 当たりの成分値）

	食品名	食品重量 (g)	ビタミンB12 (mg)		食品名	食品重量 (g)	ビタミンB12 (mg)
1	しろさけ・めふん	13	42.38	26	いたやがい・養殖・生	17	2.21
2	あさり・生	34	17.59	27	あおのり・素干し	7	2.13
3	あげまき・生	21	12.36	28	はまぐり・つくだ煮	5	2.07
4	しじみ・生	20	12.30	29	豚・肝臓・生（レバー）	8	1.97
5	あかがい・生	13	7.98	30	かたくちいわし・田作り	3	1.92
6	はまぐり・生	26	7.50	31	しろさけ・すじこ	4	1.91
7	ほっきがい・生	14	6.52	32	もがい・缶詰・味付け	7	1.84
8	あさり・缶詰・水煮	9	5.59	33	ほたてがい・水煮	10	1.80
9	かき・養殖・生	17	4.66	34	なまこ・このわた	16	1.79
10	ちょうせんはまぐり・生	24	4.52	35	しろさけ・イクラ	4	1.74
11	ほしのり	6	4.49	36	牛・じん臓・生	8	1.68
12	はまぐり・焼き	13	4.34	37	ほたるいか・生	12	1.68
13	牛・肝臓・生（レバー）	8	4.00	38	ほたてがい・生	14	1.59
14	鶏・肝臓・生（レバー）	9	3.99	39	かつお・なまり節	7	1.53
15	味付けのり	6	3.24	40	まいわし・丸干し	5	1.52
16	焼きのり	5	3.06	41	いがい・生	14	1.48
17	あゆ・天然・内臓・生	5	2.93	42	煮干しだし	734	1.47
18	あさり・缶詰・味付け	8	2.79	43	いか・塩辛	9	1.42
19	いわのり・素干し	7	2.64	44	すけとうだら・たらこ・焼き	6	1.37
20	あゆ・天然・内臓・焼き	5	2.56	45	ほたるいか・ゆで	10	1.35
21	かじか・生	9	2.54	46	豚・じん臓・生	9	1.34
22	はまぐり・水煮	11	2.33	47	しゃこ・ゆで	10	1.32
23	かじか・水煮	8	2.31	48	かつおだし	328	1.31
24	かき・養殖・水煮	11	2.23	49	ばかがい・生	17	1.30
25	たにし・生	12	2.22	50	すけとうだら・たらこ・生	7	1.29

【ビタミンC】ベスト50（10kcal当たりの成分値）

	食品名	食品重量 (g)	ビタミンC (mg)		食品名	食品重量 (g)	ビタミンC (mg)
1	アセロラ・生・酸味種	28	478	26	たいさい・生	64	29
2	アセロラ・生・甘味種	28	225	27	すぐきな・生	39	29
3	ながさきはくさい・葉・生	75	66	28	アセロラ・10%果汁入り飲料	24	28
4	トマピー・生	32	65	29	しょうが・おろし	23	28
5	グァバ・生・赤肉種	26	57	30	こまつな・生	72	28
6	グァバ・生・白肉種	26	57	31	パセリ・生	23	27
7	ピーマン・赤・生	34	57	32	ひのな・生	52	27
8	ピーマン・黄・生	37	55	33	葉だいこん・生	55	27
9	にがうり・生	58	44	34	とうがらし・葉・果実・生	29	26
10	かぶ葉・生	49	40	35	のざわな・生	64	26
11	なばな和種・生	30	39	36	さんとうさい・生	73	25
12	せん茶・浸出液	625	38	37	チンゲンサイ・生	106	25
13	玉露・浸出液	192	37	38	ゆず・果皮・生	17	25
14	ブロッコリー・生	30	36	39	とうがん・生	64	25
15	みずかけな・生	40	36	40	からしな・生	39	25
16	れんこん・ロケットサラダ・生	52	35	41	タアサイ・生	79	24
17	ピーマン・青・生	45	34	42	ひろしまな・生	49	24
18	たかな・生	47	33	43	パセリ・乾	3	24
19	つるむらさき・生	79	32	44	グリーンボール・生	51	24
20	めきゃべつ・生	20	32	45	トウミョウ・生	32	24
21	なばな洋種・生	29	32	46	きょうな・生	43	24
22	ほうれんそう・生・冬採り	51	30	47	つまみな・生	50	24
23	カリフラワー・生	37	30	48	レッドきゃべつ・生	34	23
24	なずな・葉・生	28	30	49	めきゃべつ・ゆで	21	23
25	パクチョイ・生	66	30	50	かいわれだいこん・生	47	22

【カルシウム】ベスト50（10kcal当たりの成分値）

	食品名	食品重量(g)	カルシウム(mg)		食品名	食品重量(g)	カルシウム(mg)
1	がん漬	17	680	26	タアサイ・生	79	94
2	干しえび	4	305	27	板こんにゃく・生いも	138	94
3	わかめ・乾燥・灰干し・水戻し	142	199	28	さんとうさい・塩漬	49	93
4	たにし・生	12	162	29	葉だいこん・生	55	93
5	どじょう・水煮	12	144	30	バジル・粉	3	91
6	とうがらし・葉・果実・生	29	141	31	きょうな・生	43	90
7	どじょう・生	13	139	32	板こんにゃく・精粉	208	90
8	あおとさか・塩抜き	80	128	33	刻みこんぶ	10	89
9	かぶ葉・生	49	123	34	れんこん・ロケットサラダ・生	52	89
10	こまつな・生	72	122	35	きょうな・ゆで	44	89
11	つるむらさき・生	79	118	36	くびれづた・生	260	88
12	つるむらさき・ゆで	65	118	37	タアサイ・ゆで	80	88
13	しらたき	156	117	38	すいぜんじのり・素干し・水戻し	139	88
14	おおさかしろな・生	77	116	39	おかひじき・生	58	87
15	チンゲンサイ・生	106	106	40	おかひじき・ゆで	58	87
16	ながさきはくさい・葉・生	75	105	41	だいこん葉・ゆで	39	86
17	つまみな・生	50	105	42	かぶ葉・ゆで	45	86
18	だいこん葉・生	40	103	43	むかでのり・塩抜き	100	85
19	チンゲンサイ・ゆで	86	103	44	のざわな・生	64	84
20	さんとうさい・生	73	102	45	かぶ・塩漬・葉	35	84
21	干しひじき	7	100	46	すずめ・肉・骨・皮つき・生	8	83
22	バジル・生	41	99	47	かぶ・ぬか味噌漬・葉	29	82
23	ひろしまな・生	49	98	48	おおさかしろな・ゆで	57	80
24	干しずいき・ゆで	75	97	49	さんとうさい・ゆで	61	80
25	こまつな・ゆで	65	97	50	なずな・葉・生	28	80

【ビタミンA】ベスト50（10kcal当たりの成分値）

	食品名	食品重量(g)	ビタミンA(mg)		食品名	食品重量(g)	ビタミンA(mg)
1	鶏・肝臓・生(レバー)	9	1258	26	ほうれんそう・ゆで・年間平均値	40	181
2	豚・肝臓・生(レバー)	8	1018	27	ほうれんそう・ゆで・夏採り	40	181
3	豚・スモークレバー	5	858	28	ほうれんそう・ゆで・冬採り	40	181
4	うなぎ・きも・生	8	372	29	チンゲンサイ・生	106	180
5	やつめうなぎ・生	4	301	30	ほたるいか・生	12	180
6	ほうれんそう・冷凍	48	240	31	ほうれんそう・生・年間平均値	51	177
7	しそ・葉・生	27	237	32	ほうれんそう・生・夏採り	51	177
8	にんじん・冷凍	28	229	33	ほうれんそう・生・冬採り	51	177
9	モロヘイヤ・ゆで	40	220	34	しゅんぎく・生	45	172
10	モロヘイヤ・生	26	219	35	こまつな・ゆで	65	168
11	バジル・生	41	215	36	しゅんぎく・ゆで	37	164
12	ようさい・生	58	208	37	ふだんそう・生	53	164
13	ほしのり	6	208	38	おかひじき・生	58	163
14	にんじん・皮つき・ゆで	28	208	39	タアサイ・ゆで	80	159
15	にんじん・皮つき・生	27	203	40	れんこん・ロケットサラダ・生	52	157
16	糸みつば・生	75	202	41	まつも・素干し	6	157
17	糸みつば・ゆで	59	200	42	クレソン・茎葉・生	67	155
18	つるむらさき・生	79	197	43	ミニキャロット・生	31	154
19	チンゲンサイ・ゆで	86	190	44	ようさい・ゆで	48	154
20	こまつな・生	72	187	45	いわのり・素干し	7	152
21	あんこう・きも・生	2	187	46	つるな・生	66	151
22	にんじん・皮むき・生	27	183	47	味付けのり	6	151
23	ほたるいか・ゆで	10	183	48	おかひじき・ゆで	58	150
24	つるむらさき・ゆで	65	183	49	だいこん葉・ゆで	39	145
25	にんじん・皮むき・ゆで	25	183	50	タアサイ・生	79	142

付録

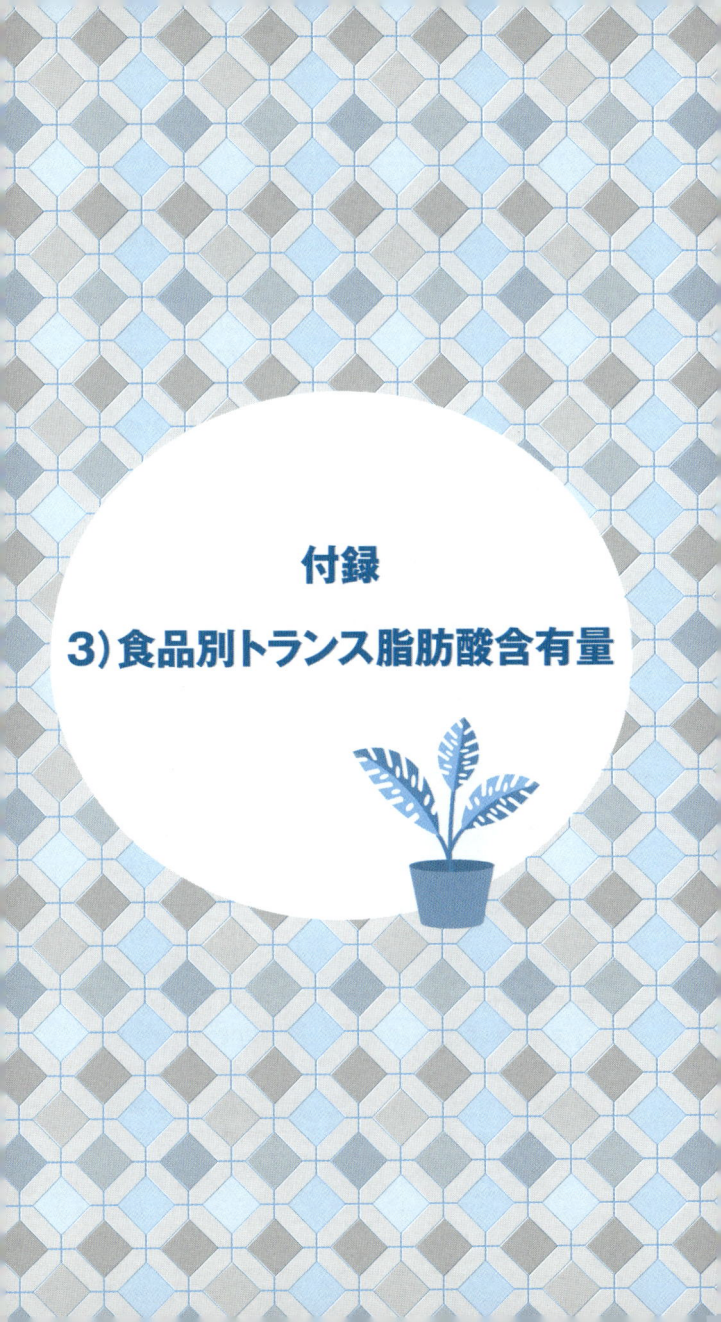

3) 食品別トランス脂肪酸含有量

食品別トランス脂肪酸含有量(100g当たり, 100kcal当たり)

分類	食品名	100g当たり含有量 (g)	100kcal当たり含有量 (g)
油脂類	有塩バター	1.951	0.262
	ソフトタイプマーガリン	8.057	1.063
	ファットスプレッド	5.499	0.872
	なたね油	1.31	0.142
	米ぬか油	1.07	0.116
	ひまわり油・高オレイン酸精油	0.09	0.01
	オリーブ油	0	0
	ごま油	0.6	0.065
	調合油	1.843	0.2
	マヨネーズ・全卵型	1.301	0.185
	フレンチドレッシング	0.486	0.12
	牛脂	2.7	0.287
	ラード	0.92	0.098
	ショートニング	13.574	1.474
菓子類	ハードビスケット	0.68	0.157
	ソフトビスケット	0.68	0.13
	ソーダクラッカー	0.68	0.159
	乾パン	0.369	0.094
	パフパイ	5.54	0.977
	ポテトチップス	0.145	0.026
	成形ポテトチップス	0.362	0.067
	コーンスナック	1.715	0.326
	甘辛せんべい	0.251	0.066
	小麦粉あられ	0.51	0.106
	ミルクチョコレート	0.185	0.033
	シュークリーム	0.543	0.221

分類	食品名	100g当たり含有量 (g)	100kcal当たり含有量 (g)
菓子類	スポンジケーキ	0.905	0.304
	イーストドーナッツ	0.673	0.174
主食類	食パン	0.163	0.062
	ロールパン	0.204	0.065
	即席中華めん・油揚げ	0.156	0.034
	中華スタイル即席カップめん・油揚げ	0.1	0.022
豆類	油揚げ	0.164	0.042
	がんもどき	0.094	0.041
肉類（牛肉）	和牛・かた・脂身つき	0.481	0.168
	和牛・かたロース・脂身つき	0.961	0.234
	和牛・サーロイン・脂身つき	0.936	0.188
	和牛・ばら・脂身つき	0.455	0.088
	和牛・もも・脂身つき	0.454	0.184
	和牛・ヒレ・赤肉	0.597	0.268
	輸入牛・かた・脂身つき	0.337	0.187
	輸入牛・かたロース・脂身つき	0.735	0.306
	輸入牛・サーロイン・脂身つき	0.859	0.288
	輸入牛・ばら・脂身つき	0.36	0.097
	輸入牛・もも・脂身つき	0.443	0.244
	輸入牛・ヒレ・赤肉	0.352	0.264
乳製品	普通牛乳	0.091	0.135
	加工乳・濃厚	0.153	0.209
	低脂肪乳	0.028	0.06
	プロセスチーズ（輸入）	0.772	0.228
	プロセスチーズ（国産）	0.874	0.258
	チェダーチーズ（輸入）	1.098	0.259

分類	食品名	100g当たり含有量 (g)	100kcal当たり含有量 (g)
乳製品	ゴーダチーズ(輸入)	0.834	0.219
乳製品	カマンベールチーズ(輸入)	0.792	0.255
乳製品	カマンベールチーズ(国産)	0.519	0.167
乳製品	乳酸菌飲料	0.001	0.002
乳製品	ヨーグルト・全脂無糖	0.086	0.139
乳製品	加糖練乳	0.142	0.043
乳製品	無糖練乳	0.166	0.115
乳製品	コーヒーホワイトナー・液状・乳脂肪	0.222	0.105
乳製品	コーヒーホワイトナー・粉末状・乳脂肪	2.152	0.416
乳製品	コーヒーホワイトナー・液状・乳脂肪・植物性脂肪	3.374	1.477
乳製品	生クリーム	5.939	1.373
乳製品	ラクトアイス	0.126	0.056
乳製品	アイスミルク	0.204	0.122
乳製品	アイスクリーム	0.372	0.206
乳製品	脱脂粉乳	0.024	0.007

付録

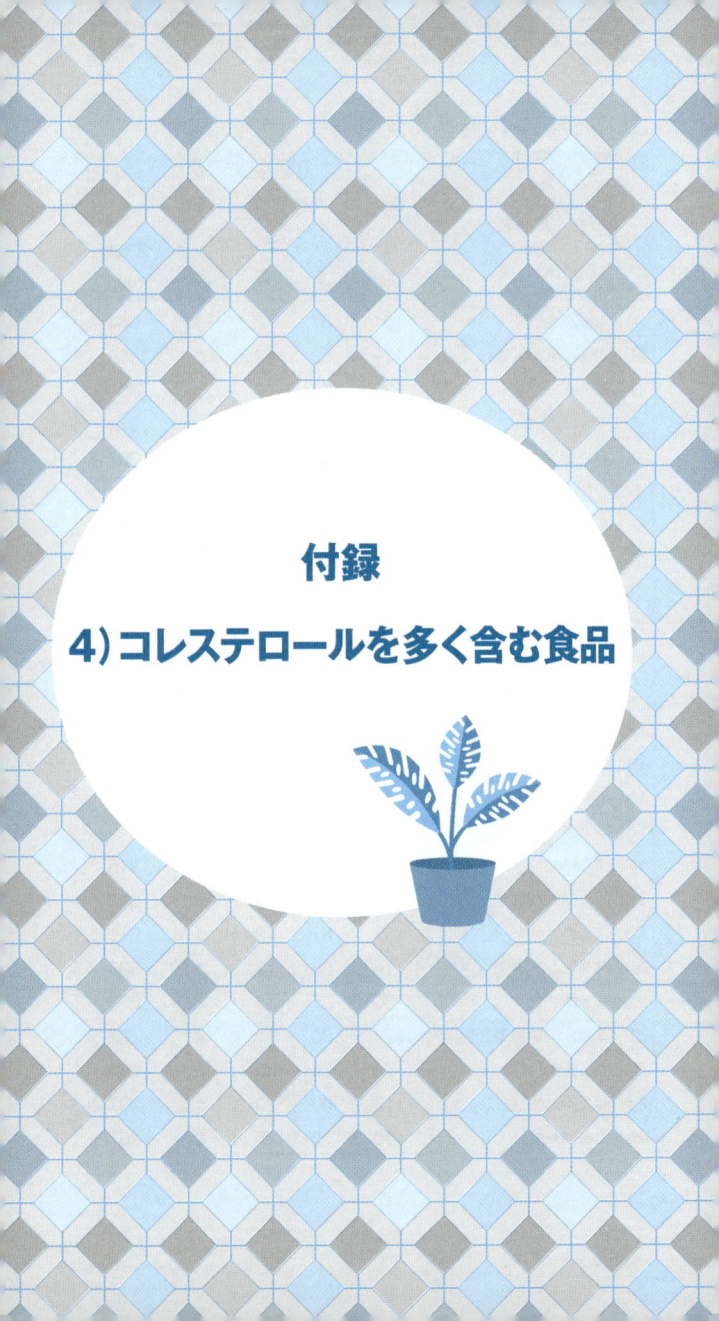

4) コレステロールを多く含む食品

コレステロールを多く含む食品 (100kcal当たり)

	食品名	重量(g)	PFC比率(%) たんぱく質	脂質	炭水化物	コレステロール含有量(mg)
1	しらこ(きくこ)	161	87	12	1	584
2	けんさきいか(生)	119	88	12	0	418
3	めふん	130	87	10	3	388
4	やりいか(生)	118	87	11	2	375
5	ほたるいか(ゆで)	96	72	26	2	367
6	うなぎ・きも(生)	85	46	42	12	364
7	卵黄(ゆで)	26	19	81	0	362
8	卵黄(生)	26	18	82	0	362
9	かつお塩辛	161	78	22	0	341
10	鶏・レバー(生)	90	72	26	2	333
11	するめいか(焼き)	85	87	12	1	325
12	豚・まめ(じん臓)(生)	88	52	48	0	324
13	卵黄(乾燥)	14	18	82	0	318
14	こういか(生)	152	95	4	1	318
15	ピータン	47	28	72	0	317
16	いか味付け缶詰	75	65	12	23	317
17	あかいか(生)	112	85	15	0	316
18	うこっけい卵(生)	57	30	70	0	313
19	するめいか(水煮)	97	87	12	1	311
20	するめいか(生)	114	86	13	1	305
21	するめ	30	87	13	0	293
22	エスカルゴ・水煮缶詰	122	85	11	4	292
23	だし巻きたまご	78	35	63	2	290
24	ほたるいか(生)	119	60	39	1	287
25	しらうお(生)	130	75	25	0	287

			100kcal 当たり			
食品名		重量(g)	PFC比率(％)			コレステロール含有量(mg)
			たんぱく質	脂質	炭水化物	
26	ほたるいか・燻製	31	53	21	26	286
27	たまご豆腐	127	33	57	10	280
28	鶏卵(ゆで)	66	37	62	1	278
29	鶏卵(生)	66	35	64	1	278
30	鶏卵・水煮缶詰	68	32	68	0	273
31	わかさぎ(生)	130	79	21	0	272
32	うずら卵・水煮缶詰	55	26	73	1	269
33	どじょう(生)	127	86	14	0	265
34	どじょう(水煮)	120	86	14	0	264
35	うずら卵(生)	56	30	69	1	263
36	かずのこ(乾)	26	68	32	0	260
37	かずのこ(塩蔵,水戻し)	112	67	30	3	257
38	ポーチドエッグ	61	32	68	0	256
39	さくらえび(煮干し)	37	91	9	0	256
40	さくらえび(ゆで)	110	84	16	0	253
41	たらこ(生)	71	69	30	1	250
42	鶏卵(乾燥)	16	35	65	0	247
43	豚・こぶくろ(子宮)(生)	143	88	12	0	243
44	豚スモークレバー	51	60	35	5	242
45	たらこ(焼き)	59	67	32	1	241
46	生うに	83	53	36	11	241
47	加糖卵黄	29	14	62	24	237
48	牛・レバー(生)	76	54	46	0	236
49	厚焼きたまご	66	29	54	17	232
50	かずのこ(生)	62	62	38	0	229

出典) 文部科学省:日本食品標準成分表 2010

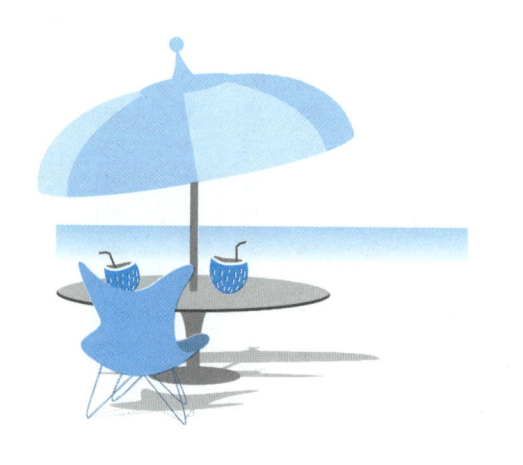

索　引

アルファベット
BMI 37
DHA 40, 41, 45, 53, 73
EPA 40, 41, 45, 53, 73
GI 53, 55, 77
HDL 2, 12
HDLコレステロール 13, 22, 26, 35
HMG-CoA還元酵素阻害薬 30
IDL 3, 12
LDL 2, 12
LDLコレステロール 7, 13, 22, 23, 24, 26, 38, 77
LDL生成増加 17
n－3系脂肪酸 11, 25, 40, 53, 73, 115
n－6系脂肪酸 11, 115
n－9系脂肪酸 11, 53, 73
PFC比 52
VLDL 2, 12
VLDLレムナント 12

あ
アポE遺伝子多型 17
アポ蛋白 11
アルコール 20, 21, 25, 42, 73
アントシアン 63

い
イソフラボン 63
Ⅰ型高カイロミクロン血症 42
Ⅰ型高脂血症 15, 58
一次性（原発性）脂質異常症 14
一価不飽和脂肪酸 11
陰イオン交換樹脂 30
インスリン感受性 41

う
運動療法 26

え
エゼチミブ 30
壊疽 6
エネルギー消費量 27

塩分 74

お
オリーブ油 53
オレイン酸 40, 41, 53, 73

か
海藻 62
カイロミクロン 12
過食 17, 18, 19, 20
家族性Ⅲ型高脂血症 19
家族性Ⅳ型高脂血症 20
家族性アポB-100異常症 16
家族性アポ蛋白CⅡ欠損症 15
家族性高コレステロール血症 16
家族性複合型高脂血症 18
家族性リポ蛋白リパーゼ（LPL）欠損症 15
カテキン 63
肝疾患 21
肝トリグリセライドリパーゼ欠損症 20
冠動脈硬化 8
冠動脈疾患 32
管理目標値 22

き
喫煙 21, 35
キャノーラ油 53
急性膵炎 42

く
果物 74
グライセミックインデックス 39, 77
クロロゲン酸 63

け
軽度・中等度の高脂血症 40, 56
血管石灰化 5
血栓 6, 9
原発性胆汁性肝硬変 21
減量食 37

こ
高LDLコレステロール血症 20,

165

30, 38, 41, 45, 54, 57
高カイロミクロン血症 58
高コレステロール血症 38
抗酸化 61
抗酸化物質 78
甲状腺機能低下症 17, 19
高度高トリグリセライド血症 42, 58
高トリグリセライド血症 31, 35, 40, 41, 45, 56, 57
高比重リポ蛋白 2, 12
V型高脂血症 15, 42, 45, 58
コレステリルエステル転送蛋白（CETP）欠損 20
コレステロール 10, 53, 72
献立 72

さ

細小動脈硬化 5
再発 32
砂糖 25
酸化 7, 8, 61, 73
Ⅲ型高脂血症 18, 41, 57

し

脂質 10, 52, 64, 69, 78
脂質異常症 2, 12, 22, 50
脂肪 10, 53
脂肪が多い魚 69
脂肪が多い肉 70
脂肪が少ない魚 69
脂肪が少ない肉 70
脂肪酸 11, 41, 53
粥状動脈硬化 4, 6
主菜 48, 89
主食 50, 85
小腸コレステロールトランスポーター阻害薬 30
ショートニング 24, 56
食後高脂血症 57
食事療法 36, 38
食品交換 72
食物繊維 69, 73, 78
心筋梗塞 6, 9

神経性食思不振症 17
心血管疾患 22

す

スタチン 30

せ

生活習慣 31, 35
摂取エネルギー量 51, 64
先天性肝性リパーゼ（HL）活性異常 19

そ

相対的LDL受容体活性低下 17

た

耐糖能異常 18
多価不飽和脂肪酸 11
卵 24, 40
たまねぎ 45
短鎖脂肪酸 11
胆汁排泄障害 17
淡色野菜 102
炭水化物 25, 52, 64, 69, 78, 85
単糖 74
タンニン 63
たんぱく質 52, 64, 66, 78, 89

ち

中間比重リポ蛋白 3, 12
中鎖脂肪酸 11
中鎖脂肪酸トリグリセライド 42, 59
中性脂肪 2, 10, 77
中膜硬化 5
長鎖脂肪酸 11
長寿症候群 21
超低比重リポ蛋白 2, 12
治療食 65

て

低HDLコレステロール血症 21, 31, 35, 57
低比重リポ蛋白 2, 12

適正体重 52

と
糖代謝異常 19
糖尿病 15, 18, 20, 21, 36, 41, 42
動脈硬化症 2, 34, 50
トランス脂肪酸 25, 56
トリグリセライド 2, 10, 13, 22, 26, 38, 77

に
Ⅱa型高脂血症 16
Ⅱb型高脂血症 18, 41, 45, 57
Ⅱ型高脂血症 38, 54
肉 24
二次性（続発性）脂質異常症 14
乳製品 24
にんにく 45

ね
ネフローゼ症候群 17, 18

の
脳梗塞 6, 9

ひ
ビタミン 69, 74
ビタミンA 62, 78
ビタミンC 45, 61, 78
ビタミンE 45, 62, 73
肥満 18, 19, 35, 36, 42
標準体重 64

ふ
ファストフード 81
フィブラート 31
フォーミュラ食 38, 56
副菜 49, 102
副作用 31
不飽和脂肪酸 11, 24, 25, 53, 66
プラーク 6, 7

フラボノイド 63

へ
閉塞性肝胆道疾患 17
β-カロテン 45, 62

ほ
飽和脂肪酸 11, 24, 35, 53, 66
ポリフェノール 45, 63, 74

ま
マーガリン 24, 56
慢性腎不全 21

み
ミネラル 69, 74

め
メタボリックシンドローム 8, 18, 20, 36, 43

や
薬物療法 29
野菜 69, 74, 102

ゆ
有酸素運動 26
遊離脂肪酸 10
油脂類 115

よ
Ⅳ型高脂血症 19, 40, 45, 56

り
リコピン 63
リポ蛋白 11
緑黄色野菜 62, 102
リン脂質 10

れ
レジン 30
レムナント 3

**100kcal 食品・食事交換表
脂質異常症編**

2011年8月1日 第一版第1刷発行

監　修	都島基夫・山下光雄
編　者	白井厚治・鈴木和枝
ＤＴＰ	内田幸子
発行者	宇野文博
発行所	株式会社　同文書院

〒112-0002
東京都文京区小石川 5-24-3
TEL (03)3812-7777
FAX (03)3812-7792
振替　00100-4-1316

印刷所	モリモト印刷株式会社
製本所	モリモト印刷株式会社

Printed in Japan　ISBN978-4-8103-3161-5
●落丁・乱丁本はお取り替えいたします